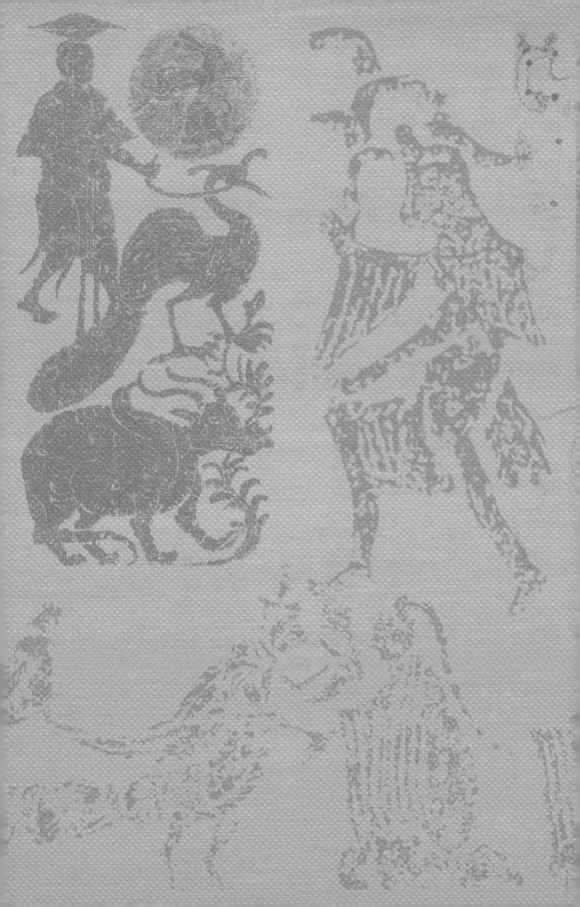

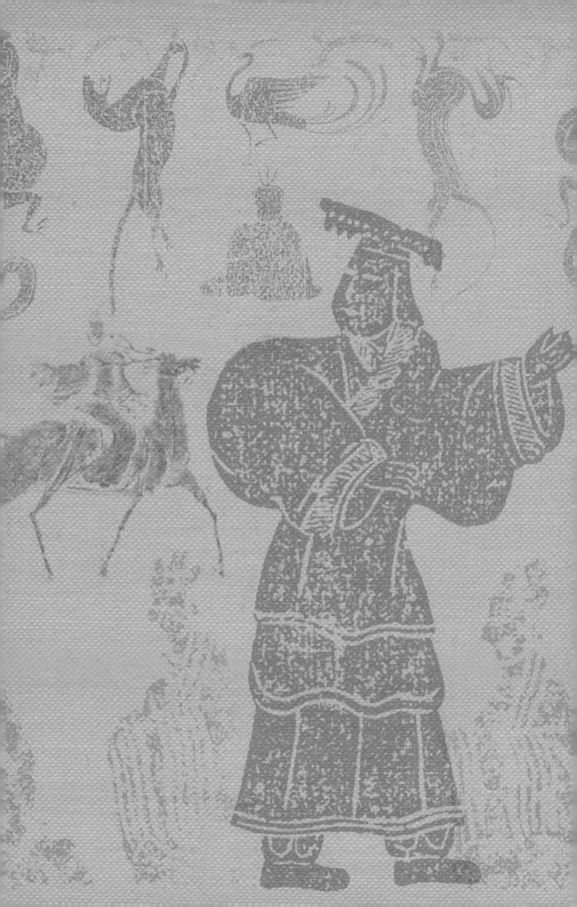

中国古医籍整理丛书

针灸节要

明·高武　纂集

张建斌　刘海蓉　校注

中国中医药出版社

·北　京·

图书在版编目（CIP）数据

针灸节要/（明）高武纂集；张建斌，刘海蓉校注．—北京：中国中医药出版社，2018.3（2024.8重印）

（中国古医籍整理丛书）

ISBN 978 - 7 - 5132 - 4731 - 3

Ⅰ.①针… Ⅱ.①高… ②张… ③刘… Ⅲ.①针灸疗法—中国—明代 Ⅳ.①R245

中国版本图书馆 CIP 数据核字（2017）第 322769 号

中 国 中 医 药 出 版 社 出 版
北京经济技术开发区科创十三街31号院二区8号楼
邮政编码 100176
传真 010 64405721
北京盛通印刷股份有限公司印刷
各地新华书店经销

*

开本 710×1000 1/16 印张 11 字数 90 千字
2018 年 3 月第 1 版 2024 年 8 月第 2 次印刷
书 号 ISBN 978 - 7 - 5132 - 4731 - 3

*

定价 58.00 元
网址 www.cptcm.com

服务热线 010 64405510
购书热线 010 64065415 010 64065413
微信服务号 zgzyycbs
书店网址 csln.net/qksd/
官方微博 http://e.weibo.com/cptcm
淘宝天猫网址 http://zgzyycbs.tmall.com

国家中医药管理局
中医药古籍保护与利用能力建设项目
组织工作委员会

项目专家组

顾　问　马继兴　张灿玾　李经纬

组　长　余瀛鳌

成　员　李致忠　钱超尘　段逸山　严世芸　鲁兆麟

　　　　　郑金生　林端宜　欧阳兵　高文柱　柳长华

　　　　　王振国　王旭东　崔　蒙　严季澜　黄龙祥

　　　　　陈勇毅　张志清

项目办公室（组织工作委员会办公室）

主　任　王振国　王思成

副主任　王振宇　刘群峰　陈榕虎　杨振宁　朱毓梅

　　　　　刘更生　华中健

成　员　陈丽娜　邱　岳　王　庆　王　鹏　王春燕

　　　　　郭瑞华　宋咏梅　周　扬　范　磊　张永泰

　　　　　罗海鹰　王　爽　王　捷　贺晓路　熊智波

秘　书　张丰聪

前 言

中医药古籍是传承中华优秀文化的重要载体，也是中医学传承数千年的知识宝库，凝聚着中华民族特有的精神价值、思维方法、生命理论和医疗经验，不仅对于传承中医学术具有重要的历史价值，更是现代中医药科技创新和学术进步的源头和根基。保护和利用好中医药古籍，是弘扬中国优秀传统文化、传承中医学术的必由之路，事关中医药事业发展全局。

1949年以来，在政府的大力支持和推动下，开展了系统的中医药古籍整理研究。1958年，国务院科学规划委员会古籍整理出版规划小组在北京成立，负责指导全国的古籍整理出版工作。1982年，国务院古籍整理出版规划小组召开全国古籍整理出版规划会议，制定了《古籍整理出版规划（1982—1990）》，卫生部先后下达了两批200余种中医古籍整理任务，掀起了中医古籍整理研究的新高潮，对中医文化与学术的弘扬、传承和发展，发挥了极其重要的作用，产生了不可估量的深远影响。

2007年《国务院办公厅关于进一步加强古籍保护工作的意见》明确提出进一步加强古籍整理、出版和研究利用，以及

"保护为主、抢救第一、合理利用、加强管理"的方针。2009年《国务院关于扶持和促进中医药事业发展的若干意见》指出，要"开展中医药古籍普查登记，建立综合信息数据库和珍贵古籍名录，加强整理、出版、研究和利用"。《中医药创新发展规划纲要（2006—2020)》强调继承与创新并重，推动中医药传承与创新发展。

2003~2010年，国家财政多次立项支持中国中医科学院开展针对性中医药古籍抢救保护工作，在中国中医科学院图书馆设立全国唯一的行业古籍保护中心，影印抢救濒危珍本、孤本中医古籍1640余种；整理发布《中国中医古籍总目》；遴选351种孤本收入《中医古籍孤本大全》影印出版；开展了海外中医古籍目录调研和孤本回归工作，收集了11个国家和2个地区137个图书馆的240余种书目，基本摸清流失海外的中医古籍现状，确定国内失传的中医药古籍共有220种，复制出版海外所藏中医药古籍133种。2010年，国家财政部、国家中医药管理局设立"中医药古籍保护与利用能力建设项目"，资助整理400余种中医药古籍，并着眼于加强中医药古籍保护和研究机构建设，培养中医古籍整理研究的后备人才，全面提高中医药古籍保护与利用能力。

在此，国家中医药管理局成立了中医药古籍保护和利用专家组和项目办公室，专家组负责项目指导、咨询、质量把关，项目办公室负责实施过程的统筹协调。专家组成员对古籍整理研究具有丰富的经验，有的专家从事古籍整理研究长达70余年，深知中医药古籍整理研究的重要性、艰巨性与复杂性，履行职责认真务实。专家组从书目确定、版本选择、点校、注释等各方面，为项目实施提供了强有力的专业指导。老一辈专家的学术水平和智慧，是项目成功的重要保证。项目承担单位山东中医药大学、南京中医药大学、上海中医药大学、福建中医药大学、浙江省中医药研究院、陕西省中医药研究院、河南省中医药研究院、辽宁中医药大学、成都中医药大学及所在省市中医药管理部门精心组织，充分发挥区域间互补协作的优势，并得到承担项目出版工作的中国中医药出版社大力配合，全面推进中医药古籍保护与利用网络体系的构建和人才队伍建设，使一批有志于中医学术传承与古籍整理工作的人才凝聚在一起，研究队伍日益壮大，研究水平不断提高。

本着"抢救、保护、发掘、利用"的理念，该项目重点选择近60年未曾出版的重要古医籍，综合考虑所选古籍的保护价值、学术价值和实用价值。400余种中医药古籍涵盖了医经、基础理论、诊法、伤寒金匮、温病、本草、方书、内科、外科、女科、儿科、伤科、眼科、咽喉口齿、针灸推拿、养生、医案医话医论、医史、临证综合等门类，跨越唐、宋、金元、明以迄清末。全部古籍均按照项目办公室组织完成的行业标准《中医古籍整理规范》及《中医药古籍整理细则》进行整理校注，绝大多数中医药古籍是第一次校注出版，一批孤本、稿本、抄本更是首次整理面世。对一些重要学术问题的研究成果，则集中收录于各书的"校注说明"或"校注后记"中。

"既出书又出人"是本项目追求的目标。近年来，中医药古籍整理工作形势严峻，老一辈逐渐退出，新一代普遍存在整理研究古籍的经验不足、专业思想不坚定等问题，使中医古籍整理面临人才流失严重、青黄不接的局面。通过本项目实施，搭建平台，完善机制，培养队伍，提升能力，经过近5年的建设，锻炼了一批优秀人才，老中青三代齐聚一堂，有效地稳定了研究队伍，为中医药古籍整理工作的开展和中医文化与学术的传承提供必备的知识和人才储备。

本项目的实施与《中国古医籍整理丛书》的出版，对于加强中医药古籍文献研究队伍建设、建立古籍研究平台，提高古籍整理水平均具有积极的推动作用，对弘扬我国优秀传统文化，推进中医药继承创新，进一步发挥中医药服务民众的养生保健与防病治病作用将产生深远影响。

第九届、第十届全国人大常委会副委员长许嘉璐先生，国家卫生计生委副主任、国家中医药管理局局长、中华中医药学会会长王国强先生，我国著名医史文献专家、中国中医科学院马继兴先生在百忙之中为丛书作序，我们深表敬意和感谢。

由于参与校注整理工作的人员较多，水平不一，诸多方面尚未臻完善，希望专家、读者不吝赐教。

国家中医药管理局中医药古籍保护与利用能力建设项目办公室

二〇一四年十二月

许序

"中医"之名立，迄今不逾百年，所以冠以"中"字者，以别于"洋"与"西"也。慎思之，明辨之，斯名之出，无奈耳，或亦时人不甘泯没而特标其犹在之举也。

前此，祖传医术（今世方称为"学"）绵延数千载，救民无数；华夏屡遭时疫，皆仰之以度困厄。中华民族之未如印第安遭染殖民者所携疾病而族灭者，中医之功也。

医兴则国兴，国强则医强。百年运衰，岂但国土肢解，五千年文明亦不得全，非遭泯灭，即蒙冤扭曲。西方医学以其捷便速效，始则为传教之利器，继则以"科学"之冕畅行中华。中医虽为内外所夹击，斥之为蒙昧，为伪医，然四亿同胞衣食不保，得获西医之益者甚寡，中医犹为人民之所赖。虽然，中国医学日益陵替，乃不可免，势使之然也。呜呼！覆巢之下安有完卵？

嗣后，国家新生，中医旋即得以重振，与西医并举，探寻结合之路。今也，中华诸多文化，自民俗、礼仪、工艺、戏曲、历史、文学，以至伦理、信仰，皆渐复起，中国医学之兴乃属必然。

迄今中医犹为国家医疗系统之辅，城市尤甚。何哉？盖一则西医赖声、光、电技术而于20世纪发展极速，中医则难见其进。二则国人惊羡西医之"立竿见影"，遂以为其事事胜于中医。然西医已自觉将入绝境：其若干医法正负效应相若，甚或负远逾于正；研究医理者，渐知人乃一整体，心、身非如中世纪所认定为二对立物，且人体亦非宇宙之中心，仅为其一小单位，与宇宙万象万物息息相关。认识至此，其已向中国医学之理念"靠拢"矣，虽彼未必知中国医学何如也。唯其不知中国医理何如，纯由其实践而有所悟，益以证中国之认识人体不为伪，亦不为玄虚。然国人知此趋向者，几人？

国医欲再现宋明清高峰，成国中主流医学，则一须继承，一须创新。继承则必深研原典，激清汰浊，复吸纳西医及我藏、蒙、维、回、苗、彝诸民族医术之精华；创新之道，在于今之科技，既用其器，亦参照其道，反思己之医理，审问之，笃行之，深化之，普及之，于普及中认知人体及环境古今之异，以建成当代国医理论。欲达于斯境，或需百年欤？予恐西医既已醒悟，若加力吸收中医精粹，促中医西医深度结合，形成21世纪之新医学，届时"制高点"将在何方？国人于此转折之机，能不忧虑而奋力乎？

予所谓深研之原典，非指一二习见之书、千古权威之作；就医界整体言之，所传所承自应为医籍之全部。盖后世名医所著，乃其秉诸前人所述，总结终生行医用药经验所得，自当已成今世、后世之要籍。

盛世修典，信然。盖典籍得修，方可言传言承。虽前此50余载已启医籍整理、出版之役，惜旋即中辍。阅20载再兴整理、出版之潮，世所罕见之要籍千余部陆续问世，洋洋大观。

今复有"中医药古籍保护与利用能力建设"之工程，集九省市专家，历经五载，董理出版自唐迄清医籍，都400余种，凡中医之基础医理、伤寒、温病及各科诊治、医案医话、推拿本草，俱涵盖之。

噫！璐既知此，能不胜其悦乎？汇集刻印医籍，自古有之，然孰与今世之盛且精也！自今而后，中国医家及患者，得览斯典，当于前人益敬而畏之矣。中华民族之屡经灾难而益蕃，乃至未来之永续，端赖之也，自今以往岂可不后出转精乎？典籍既蜂出矣，余则有望于来者。

谨序。

第九届、十届全国人大常委会副委员长

许嘉璐

二〇一四年冬

王 序

中医学是中华民族在长期生产生活实践中，在与疾病作斗争中逐步形成并不断丰富发展的医学科学，是中国古代科学的瑰宝，为中华民族的繁衍昌盛作出了巨大贡献，对世界文明进步产生了积极影响。时至今日，中医学作为我国医学的特色和重要医药卫生资源，与西医学相互补充、相互促进、协调发展，共同担负着维护和促进人民健康的任务，已成为我国医药卫生事业的重要特征和显著优势。

中医药古籍在存世的中华古籍中占有相当重要的比重，不仅是中医学术传承数千年最为重要的知识载体，也是中医为中华民族繁衍昌盛发挥重要作用的历史见证。中医药典籍不仅承载着中医的学术经验，而且蕴含着中华民族优秀的思想文化，凝聚着中华民族的聪明智慧，是祖先留给我们的宝贵物质财富和精神财富。加强对中医药古籍的保护与利用，既是中医学发展的需要，也是传承中华文化的迫切要求，更是历史赋予我们的责任。

2010年，国家中医药管理局启动了中医药古籍保护与利用能力建设项目。这既是传承中医药的重要工程，也是弘扬优秀民族文化的重要举措，不仅能够全面推进中医药的有效继承和创新发展，为维护人民健康做出贡献，也能够彰显中华民族的璀璨文化，为实现中华民族伟大复兴的中国梦作出贡献。

相信这项工作一定能造福当今，嘉惠后世，福泽绵长。

国家卫生和计划生育委员会副主任

国家中医药管理局局长

中华中医药学会会长

王国强

二〇一四年十二月

马 序

新中国成立以来，党和国家高度重视中医药事业发展，重视古籍的保护、整理和研究工作。自1958年始，国务院先后成立了三届古籍整理出版规划小组，分别由齐燕铭、李一氓、匡亚明担任组长，主持制订了《整理和出版古籍十年规划（1962—1972）》《古籍整理出版规划（1982—1990）》《中国古籍整理出版十年规划和"八五"计划（1991—2000）》等，而第三次规划中医药古籍整理即纳入其中。1982年9月，卫生部下发《1982—1990年中医古籍整理出版规划》，1983年1月，中医古籍整理出版办公室正式成立，保证了中医古籍整理出版规划的实施。2002年2月，《国家古籍整理出版"十五"（2001—2005）重点规划》经新闻出版署和全国古籍整理出版规划领导小组批准，颁布实施。其后，又陆续制定了国家古籍整理出版"十一五"和"十二五"重点规划。国家财政多次立项支持中国中医科学院开展针对性中医药古籍抢救保护工作，文化部在中国中医科学院图书馆专门设立全国唯一的行业古籍保护中心，国家先后投入中医药古籍保护专项经费超过3000万元，影印抢救濒危珍、善、孤本中医古籍1640余种，开展了海外中医古籍目录调研和孤本回归工作。2010年，国家财政部、国家中医药管理局安排国家公共卫生专项资金，设立了"中医药古籍保护与利用能力建设项目"，这是继1982～1986年第一批、第二批重要中医药古籍整理之后的又一次大规模古籍整理工程，重点整理新中国成立后未曾出版的重要古籍，目标是形成并普及规范的通行本、传世本。

为保证项目的顺利实施，项目组特别成立了专家组，承担咨询和技术指导，以及古籍出版之前的审定工作。专家组中的许多成员虽逾古稀之年，但老骥伏枥，孜孜不倦，不仅对项目进行宏观指导和质量把关，更重要的是通过古籍整理，以老带新，言传身教，培养一批中医药古籍整理研究的后备人才，促进了中医药古籍保护和研究机构建设，全面提升了我国中医药古籍保护与利用能力。

作为项目组顾问之一，我深感中医药古籍保护、抢救与整理工作的重要性和紧迫性，也深知传承中医药古籍整理经验任重而道远。令人欣慰的是，在项目实施过程中，我看到了老中青三代的紧密衔接，看到了大家的坚持和努力，看到了年轻一代的成长。相信中医药古籍整理工作的将来会越来越好，中医药学的发展会越来越好。

欣喜之余，以是为序。

中国中医科学院研究员

马继兴

二〇一四年十二月

校注说明

　　《针灸节要》，又名《针灸素难节要》，三卷。为明代高武纂集，首刊于明嘉靖十六年（1537）。高武，号梅孤、梅孤子，明代鄞县（今浙江宁波）人，针灸学家（生卒年不详），大致生活于弘治、正德、嘉靖年间，约16世纪初。据《鄞县志》记载，高武通天文、乐律、兵法，嘉靖年间考中武举，官至总兵，因志愿未遂，愤然弃官归里，专究医术，尤长针灸。辑成《针灸节要》三卷，后纂《针灸聚英》四卷，又亲铸针灸铜人三具，男、女、童各一，今佚。此外，尚撰有《痘科正宗》四卷，以及《射学指南》《律吕辨》《发挥直指》等。

　　《针灸节要》是高武摘录《黄帝内经》《难经》等有关针灸论述之精要，以阐述针灸经典理论和疾病诊治。《针灸节要》明清两代均不见重刊，在国内流传不广。在明嘉靖年间传入日本，江户时期（1603—1867）福井县人冈本一抱子对其重新编目，改名为《针灸素难要旨》。至1887年，上海乐善堂重印《针灸素难要旨》，《针灸节要》始以《针灸素难要旨》名在国内流传。

　　《针灸节要》目前的版本主要有两个系列，即高武原著本和日本冈本一抱子重订本。

　　高武原著《针灸节要》明嘉靖十六年（1537）刻本，现存于国家图书馆、清华大学图书馆、中国中医科学院图书馆、上海中医药大学图书馆；日本宽永十七年（1640）刻本存于北京大学图书馆；日本正保二年（1645）武村市兵卫刻本存于北京大学图书馆。

　　冈本一抱子重订本《针灸素难要旨》，日本宝历三年

（1753）大阪弘昭轩书林刻本（乐善堂重印本）现存于国家图书馆、南京图书馆等；1931年上海中医书局据日刻本影印本存于国家图书馆、中国中医科学院图书馆等；1938年上海大东书局铅印本现存于长春中医药大学图书馆。

本次整理，以高武原著《针灸节要》明嘉靖十六年刻本为底本（简称"嘉靖本"），以乐善堂重印日本大阪弘昭轩书林刻本（简称"乐善堂本"）、《中国医学大成》收载的《针灸素难要旨》（简称"大成本"）为参校本。以明赵府居敬堂本之《灵枢》、明顾从德之影刻《素问》校注《黄帝内经》文字；以明吴勉学校刻《古今医统正脉全书》本之《难经本义》校注《难经》文字。依据《中医古籍整理规范》和《中医药古籍保护与利用能力建设项目工作细则》确立校注原则与体例。

具体校注原则说明如下：

1. 底本原为繁体竖排，现改为简体字横排，用现代标点方法对原书进行标点。

2. 保持原书体例，依照原书分卷分段。

3. 底本中异体字、俗写字、古今字径改不出注。对难字、生僻字词加以注释。通假字一律保留，并出校记说明，并附有书证。

4. 凡底本中腧穴名称因写刻致误，予以径改，不出校，如"阳灵泉"改为"阳陵泉"，"内廷"改为"内庭"等。

5. 原文中加注的小字和高武注文，仍用小字，以示与正文区别。

6. 底本目录与正文不符者，正文正确而目录有误者，据正文订正目录；目录正确而正文有错讹者，据目录订正正文。

7. 每卷卷首下均有"四明高武纂集"字样，今一并删去。

《针灸素难节要》序

医书最古而可信者，莫如《素》《难》，于针灸之诀又独详焉。盖原人之经络、血脉、阴阳、表里，以起百病之本，而针石、汤、火，各有所宜，施其齐①之得也。虽磁石取针，何足云喻。然每患于注述乖剌②，拙者用之，往往失理，鲜不以愈为剧，可不慎耶？四明梅孤子高武纂集《针灸要旨》及《聚英》共二③帙，一切以《素》《难》为主，而于后世之专门名家，多附述焉。其用意勤甚，少参东石戴公既亲为校正，且委诸铅，令未斋陶君师文梓而行之。是将广其传于世，欲人知所师而用之，庶乎其不缪也。仁者之政，类如此矣。陶君属④予言为之叙，予因题数语于简端，俾世之知此书之传，实自二公始，而医之果不缪也，则高子之功何可少哉。谨叙。

嘉靖丁酉仲夏九日弋阳黄易书于九潭精舍

---

① 齐：通"剂"，药剂。
② 乖剌（là 辣）：违逆，不合。
③ 二：乐善堂本为"三"。
④ 属：通"嘱"。

《针灸节要》凡例

——《难经》节要：先取行针补泻，次取井荥俞经合，又次及经脉，各以类相从，不拘旧经篇次。

——《素问》节要：先九针，次补泻，次诸法，次病刺，次经脉、髎穴，不拘旧文篇目。

——《难经》注虽多，惟滑氏《本义》折中众说，故存之。

——各书有羽翼《难经》者，集注于各条下。

——《难经》注与经旨未合者，窃疑之，非敢妄议前人也，亦欲求明夫理耳。

——《素问》《内经·灵枢》，旧有王冰注，议者谓其多所强解，今去之，惟录其本文。

——《素问》浩瀚，今节要立题分类，以便记诵。

——前人谓《素问》篇次失序，错简不无。今节要或录其全篇，或摘其一节，而类聚之。

——书之有图，所以彰明其义也，可图则图之，今置图卷首，以备参考。

《针灸节要》书目

《素问》十二卷

世称"黄帝岐伯问答之书"。及观其旨意,殆非一时之言;而所撰述,亦非一人之手。刘向指为诸韩公子所著,程子①谓出战国之末,而其大略,正如《礼记》之萃于汉儒,而与孔子、子思之言并传也。盖《灵兰秘典》《五常正大》《六元正纪》等篇,无非阐明阴阳五行生制之理,配象合德,实切于人身。其诸色脉病名、针刺治要,皆推是理以广之。而皇甫谧之《甲乙》,杨上善之《太素》,亦皆本之于此,而微有异同。医家之纲法,无越于是书矣。然按西汉《艺文志》有《内经》十八卷及扁鹊、白氏云《内经》,凡三家,而《素问》之目乃不列。至隋《经籍志》,始有"素问"之名,而指为《内经》。唐王冰乃以《九灵》《九卷》牵合《汉志》之数而为之注释,复以《阴阳大论》托为师张公所藏,以补其亡逸,而其用心亦勤矣。惜乎朱墨混淆,玉石相乱,训诂失之于迂疏,引援或至于未切。至宋林亿、高若讷等,正其误文,而增其缺义,颇于冰为有功。

《难经》十三卷

秦越人祖述《黄帝内经》,设为问答之辞,以示学者。所引经言,多非《灵》《素》本文。盖古有其书,而今亡之耳。隋时有吕博望注本,不传。宋王惟一集五家之说,而醇疵或相乱。

---

① 程子:程颐,北宋教育家、理学家。

惟虞氏①粗为可观。纪齐卿②注稍密，乃附辩杨玄操、吕广、王宗正三子之非。周仲立③颇加订易，而考证未明。李子野④亦为句解，而无所启发。近代张洁古注后附药，殊非经义。王少卿⑤演绎其说，目曰"重玄"，亦未足以发前人之蕴。

　　滑伯仁氏取长弃短，折中以己意，作《难经本义》

---

　　① 虞氏：北宋医家虞庶，仁寿（今属四川乐山）人。著有《注难经》，原书佚，部分见存于《难经集注》。
　　② 纪齐卿：金代医家纪天锡，字齐卿，岱麓（今属山东泰安）人。著有《集注难经》，原书佚。
　　③ 周仲立：宋代医家周与权，字仲立，临川（今属江西抚州）人。著有《难经辨正释疑》，原书佚。
　　④ 李子野：宋金医家李駉，字子野，号晞范子，临川（今属江西抚州）人。著有《难经句解》，原书佚。
　　⑤ 王少卿：金元医家，著有《难经重玄》，原书佚。

目 录

九针式

镵针　平半寸，长一寸六分，其头大末锐，其病热在头身宜此。

员针　其身圆，锋如卵形，长一寸六分，肉分气满宜此。

锓针　锋如黍粟之锐，长三寸五分，脉气少宜此。

锋针　刃三隅，长一寸六分，泻热出血，发泄痼病宜此。

铍针　一名铍针。末如剑锋，广二寸半，长四寸，破痈肿，出脓血。

员利针　尖如氂，且圆且利，中身微大，长一寸六分，调阴阳，去暴痹。

毫针　法象毫尖，如蚊虻喙，长三寸六分，调经络，去疾病。

长针　锋如利，长七寸，痹深居骨解腰脊节腠之间者。

燔针　一名焠针。长四寸，风虚合于骨解皮肤之间者。

卷之一

《难经》

补　泻

七十八难曰：针有补泻，何谓也？然补泻之法，非必呼吸出内①针也。

纪氏曰：呼尽而内针，吸而引针者为补。吸则内针，呼尽出针为泻。此言补泻之时，非必呼吸出内而已。

然知为针者信其左，不知为针者信其右。

纪氏曰：然知为针信其左者，以左调右，有余不足，补泻于荥俞也。不知为针者信其右，但一心用针，不知以左调右也。

当刺之时，先以左手压按所针荥俞之处，弹而努之，爪而下之。其气之来，如动脉之状，顺针而刺之，得气，因推而内之，是谓补；动而伸之，是谓泻。不得气，乃与男外女内。不得气，是谓十死，不治也。

滑氏曰：弹而努之，"努"读作"怒"。爪而下之，搯②之稍重，皆欲致其气之至也。气至指下，如动脉之状，乃乘其至而刺之。顺，犹循也、乘也。停针待气，气至针动，是得气也。因推针而内之，是谓补；动针而伸之，是

---

① 内：通"纳"。《国语·周语》有"夫耳内和声，而口出美言"。下同。
② 搯：疑作"掐"。

谓泻。此越人心法，非呼吸出内也，是固然也。若停针候气，久而不至，乃与男子则浅其针而候之卫气之分，女子则深其针而候之营气之分。如此而又不得气，是谓其病终不可治也。篇中前后二"气"字不同，不可不辨。前言气之来如动脉之状，未刺之前，左手所候之气也；后言得气不得气，针下所候之气也。此自两节，周仲立乃云：凡候气，左手宜略重。候之不得，乃与男则少轻其手于卫气之分以候之，女则重其手于营气之分以候之。如此，则既无前后之分，又昧停针待气之道，尚何所据为补泻耶？

六十九难曰：经言虚者补之，实者泻之，不虚不实，以经取之，何谓也？然虚者补其母，实者泻其子，当先补之，然后泻之。不虚不实，以经取之，是正经自病，不中他邪也，当自取其经，故言以经取之。

滑氏曰：《灵枢》第十篇载十二经皆有"盛则泻之，虚则补之，不盛不虚以经取之"。虚者补其母，实者泻其子，子能令母实，母能令子虚。假令肝病，虚即补厥阴之合，曲泉是也；实则泻厥阴之荥，行间是也。先补后泻，即后篇阳气不足，阴气有余，当先补其阳，而后泻其阴之意。若于此义不属，非阙误，则羡文①也。不实不虚，以经取之者，即四十九难忧愁思虑则伤心，形寒饮冷则伤肺，恚怒气逆则伤肝，饮食劳倦则伤脾，久坐湿地、强力入水则伤肾。盖正经之自病者也。杨氏曰：不实不虚，是

① 羡文：即"衍文"，传抄时衍入的字。

诸^①脏不相乘也，故云自取其经。

七十六难曰：何谓补泻？当补之时，何所取气？当泻之时，何所置气？然当补之时，从卫取气，当泻之时，从营置气。其阳气不足，阴气有余，当先补其阳，而后泻其阴；阴气不足，阳气有余，当先补其阴，而后泻其阳。营卫通行，此其要也。

滑氏曰：《灵枢》五十二篇曰：浮气不循经者为卫气，其精气之行于经者为营气。盖补则取浮气之不循经者，以补虚处，泻则从营置其气而不用也。置，犹弃置之置。然人之病，虚实不一，补泻之道，亦非一也。是以阳气不足而阴气有余，则先补阳而后泻阴以和之；阴气不足而阳气有余，则先补阴而后泻阳以和之。如此则营卫自然通行矣。

七十五难曰：经言东方实，西方虚，泻南方，补北方，何谓也？然金木水火土，当更相平。东方木也，西方金也。木欲实，金当平之；火欲实，水当平之；土欲实，木当平之；金欲实，火当平之；水欲实，土当平之。东方肝也，则知肝实；西方肺也，则知肺虚。泻南方火，补北方水。南方火，火者，木之子也；北方水，水者，木之母也。水胜火，子能令母实，母能令子虚，故泻火补水，欲令金不得平木也。经曰：不能治其虚，何问其余，此之谓也。

滑氏曰：金不得平木，"不"字疑衍。

---

① 诸：《难经本义》作"谓"。

东方实，西方虚，泻南方，补北方者，木金火水欲更相平也。木火土金水之欲实，五行之贪胜而务权也。金水木火土之相平，以五行所胜而制其贪也。经曰：一脏不平，所胜平①之。东方肝也，西方肺也，东方实，则知西方虚矣。若西方不虚，则东方安得而过于实邪？或泻或补，要亦抑其甚而济其不足，损过就中之道也。水能胜火，子能令母实，母能令子虚。泻南方火者，夺子之气，使食母之有余；补北方水者，益子之气，使不食于母也。如此则过者退，抑者进，金得平其木，而东西二方无复偏胜偏亏之患矣。越人之意，大抵谓东方过于实，而西方之气不足，故泻火以抑其木，补水以济其金，是乃使金得与木相停，故曰：欲令金得平木也。若曰"欲令金不得平木"，则前后文义窒碍，竟说不通。使肝木不过，肺金不虚，复泻火补水，不几于实实虚虚耶？八十一难文义正与此互相发明。九峰蔡氏②谓：水火金木土，谷惟修，取相胜③以泄其过，其意亦同。故结句云：不能治其虚，何问其余？若④为知常而不知变者之戒也。此篇大意，在肝实肺虚泻火补水上。

或问：子能令母实，母能令子虚，当泻火补土为是。盖子有余则不食母之气，母不足则不能荫其子。泻南方火，乃夺子之气，使食母之有余；补中央土，则益母之

---

① 所胜平之：原作"所胜平平之"，据《难经本义》改。
② 九峰蔡氏：即蔡沉，字仲默，号九峰。今福建建阳人。
③ 胜：《难经本义》作"制"。
④ 若：《难经本义》作"盖"。

气，使得以荫其子也。今乃泻火补水何欤？曰：此越人之妙，一举而两得之者也。且泻火，一则以夺木之气，一则以去金之克；补水，一则以益金之气，一则以制火之光。若补土，则一于助金而已，不可施于两用，此所以不补土而补水也。或又问：母能令子实，子能令母虚，五行之道也。今越人乃谓子能令母实，母能令子虚，何哉？曰：是各有其说也。母能令子实，子能令母虚者，五行之生化。子能令母实，母能令子虚者，针家之予夺，固不相侔也。

四明陈氏①曰：仲景云：木②行乘金，名曰横；《内经》曰：气有余，则制己所胜而侮所不胜。木实金虚，是木横而凌金，侮所不胜也。木实本以金平之，然以其气正强而横，金平之则两不相伏而战，战则实者亦伤，虚者亦败。金虚本资气于土，然其时土亦受制，未足以资之，故取水为金之子，又为木之母。于是泻火补水，使水胜火，则火馁而取气于木，木乃减而不复实。水为木母，此母能令子虚也。木既不实，其气乃平，平则金免木凌，而不复虚。水为金子，此子能令母实也。所谓金不得平木，不得径以金平其木，必泻火补水而旁治之，使木金之气自然两平耳。今按陈氏此说，亦自有理。但为"不"之一字所缠，未免牵强费辞，不若直以"不"字为衍文尔。观八十一难中，当知"金平木"一语可见矣。

王安道曰：余每读至此，未尝不叹夫越人之得经旨，

---

① 四明陈氏：即陈瑞孙，字廷芝。元代庆元（今属浙江余姚）人，与其子宅之同著《难经辨疑》。

② 木行乘金：原作"水行乘金"，乐善堂本同，据《难经本义》改。

而悼夫后世之失经旨也。先哲有言：凡读书不可先看注解，且将经文反覆而详味之，得自家有新意，却以注解参校，庶乎经意昭然，而不为他说所蔽。若先看注解，则被其说横吾胸中，自家却无新意矣。余平生佩服此训，所益甚多。且如《难经》此篇，其言周备纯正，足为万世法，后人纷纷之论，其可凭乎？夫实则泻之，虚则补之，此常道也；实则泻其子，虚则补其母，亦常道也，人皆知之。今肝实肺虚，乃不泻肝而泻心，此则人亦知之。至于不补肺补脾而补肾，此则人不能知，惟越人知之耳。夫子能令母实，母能令子虚，以常情观之，则曰心火实致肝木亦实，此子能令母实也；脾土虚致肺金亦虚，此母能令子虚也。心火实固由自王^①，脾土虚乃由肝木制之，法当泻心补脾，则肝肺皆平矣。越人则不然。其子能令母实，子谓火，母谓木，固与常情无异；其母能令子虚，母谓水，子谓木，则与常情不同矣。故曰："水者，木之母也，子能令母实"一句，言病因也；"母能令子虚"一句，言治法也。其意盖曰：火为木之子，子助其母，使之过分，而为病矣。今将何以处之？惟有补水泻火之治而已。夫补水者，何谓也？盖水为木之母，若补水之虚，使力可胜火，火势退而木势亦退。此则母能虚子之义，所谓不治之治也。此"虚"字，与"精气夺则虚"之"虚"字不同。彼虚谓耗其真而致虚，此虚谓抑其过而欲虚

---

① 王：通"旺"。指当旺之气。《素问·至真要大论》："治其王气，是以反也。"

之也。若曰：不然则"母能令子虚"一句，将归之脾肺乎？既归于脾肺，今何不补脾乎？夫五行之道，其所畏者，畏所克耳。今火大王，水大亏，火何畏乎？惟其无畏，则愈王而莫能制。苟非滋水以求胜之，孰能胜也？"水胜火"三字，此越人寓意处，细观之，勿轻忽也。虽泻火补水并言，然其要又在补水耳。后人乃言独泻火，而不用补水，又曰泻火即是补水，得不大违越人与经之意乎！若果不用补水，经不必言补北方，越人不必言补水矣。虽水不虚，而火独暴王者，固不必补水亦可也。若先因水虚而致火王者，不补水可乎？水虚火王而不补水，则药至而暂息，药过而复作，将积年累月，无有穷已，安能绝其根哉！虽苦寒之药，通为抑阳扶阴，不过泻火邪而已，终非肾脏本药不能滋养北方之真阴也。欲滋真阴，舍地黄、黄蘗之属不可也。且夫肝之实也，其因有二：心助肝，肝实之一因也；肺不能制肝，肝实之二因也。肺之虚也，其因亦有二：心克肺，肺虚之一因也；脾受肝克而不能生肺，肺虚之二因也。今补水而泻火，火退则木气削；又金不受克而制木，东方不实矣，金气得平；又土不受克而生金，西方不虚矣。若以虚则补母言之，肺虚则当补脾，岂知肝气正盛，克土之深，虽每日补脾，安能敌其正盛之势哉！纵使土能生金，金受火克，亦所得不偿所失矣，此所以不补土而补水也。或疑木王补水，恐水生木而木愈王，故闻独泻火不补水论，忻然而从之。殊不知木已王矣，何待乎生？况水之虚，虽峻补尚不能复其本气，安有余力生木哉？若能生木，则能胜火矣。或又谓补水者，欲其不食于母也。不食于母，则金气还矣。岂知火克金，土不生金，金之虚已极，尚不能自给，水虽欲食之，何所食乎？若如此，则金虚不由于火之克，土之不生，而由于水之食尔，岂理也哉？纵水不食金，金①亦未必能复常也！"金不得平木"一句，多一"不"字，所以泻火补水者，正欲使金得平木也，"不"字当删去。"不能治其虚，何问其余"，虚，指肺虚而言也。泻火补水，使金得平木，正所谓能治其虚；不补土，不补金，乃泻火补水，使金②自平。此法之巧而妙者，苟不能晓此法，而不能治此虚，则不须问其他，必是无能之人矣。故曰"不能治其虚，何问其余"。若夫上文所谓金木水火土更相平之义，不劳解而自明，兹故弗具也。夫越人，亚圣也，论至于此，敢不敛衽？但恨说者之斁③蚀，故辩之。<small>武按：滑氏受针法于东平高洞阳，故以针法补泻注；岂王氏不习针，故以用药论，而补泻之理明矣。若经旨则针药皆通。</small>

七十二难曰：经言能知迎随之气，可令调之；调气之方，必在阴阳。何谓也？然所谓迎随者，知营卫之流行，经脉之往来也。随其顺逆④而取之，故曰迎随。

滑氏曰：迎随之法，补泻之道也。迎者，迎而夺之；随者，随而济之。然必知营卫之流行，经脉之往来。营卫流行，经脉往来，其义一也。知之而后可以视夫病之逆

---

① 金：原脱，乐善堂本有"金"，据《难经本义》补。
② 金：原作"令"，乐善堂本作"金"，据《难经本义》改。
③ 斁（yì义）：败坏。
④ 顺逆：《难经本义》作"逆顺"。

顺，随其所当而为补泻也。

四明陈氏曰：迎者，迎其气之方来而未盛也以泻之；随者，随其气之方往而未虚也以补之。愚按：迎随有二：有虚实迎随，有子母迎随。陈氏之说，虚实迎随也；若七十九难所载，子母迎随也。

调气之方，必在阴阳。知其内外表里，随其阴阳而调之，故曰调气之方，必在阴阳。

滑氏曰：在，察也。内为阴，外为阳；表为阳，里为阴。察其病之在阴在阳而调之也。杨氏曰：调气之方，必在阴阳者，阴虚阳实，则补阴泻阳；阳虚阴实，则补阳泻阴；或阳并于阴，阴并于阳，或阴阳俱虚俱实，皆随其所见而调之。谢氏①曰：男外女内，表阳里阴，调阴阳之气者，如从阳引阴，从阴引阳，阳病治阴，阴病治阳之类。

七十九难曰：经言迎而夺之，安得无虚？随而济之，安得无实？虚之与实，若得若失；实之与虚，若有若无。何谓也？

滑氏曰：出《灵枢》第一篇。得，求而获也；失，纵也，遗也。其第二篇曰：言实与虚，若有若无者，谓实者有气，虚者无气也。言虚与实，若得若失者，谓补者佖然②若有得也，泻者恍然若有失也，即第一篇之义。

然迎而夺之者，泻其子也；随而济之者，补其母也。假令心病，泻手心主俞，是谓迎而夺之者也；补手心主

---

① 谢氏：即谢缙孙，字坚白。元代医家，庐陵（今属江西吉安）人，著《难经说》。

② 佖（bì 必）然：满貌。

井，是谓随而济之者也。

滑氏曰：迎而夺之者，泻也；随而济之者，补也。假令心病，心，火也，土为火之子，手心主之俞，大陵也，实则泻之，是迎而夺之也；木者，火之母，手心主之井，中冲也，虚则补之，是随而济之也。迎者，迎于前；随者，随其后。此假心为例，而补泻则云手心主，即《灵枢》所谓少阴无俞者也。当与六十六难并观。

洁古曰：呼吸出纳，亦名迎随也。

所谓实之与虚者，牢濡之意也。气来实牢者为得，濡虚者为失，故曰若得若失也。

滑氏曰：气来实牢濡虚，以随济迎夺而为得失也。前云"虚之与实，若得若失，实之与虚，若有若无"，此言实之与虚，若得若失。盖得失、有无，义实相同，互举之，省文耳。

八十一难①曰：经言有见如入，有见如出者，何谓也？然所谓有见如入者，谓左手见气来至乃内针，针入见气尽乃出针。是谓有见如入，有见如出也。

滑氏曰："所谓有见如入"下当欠"有见如出"四字。"如"读为"而"，《孟子》书"望道而未之见"，"而"读为"如"，盖通用也。

有见而入出者，谓左手按穴，待气来至乃下针，针入候其气应尽而出针也。

---

① 八十一难：原作"十难"，乐善堂本作"八十一难"，据《难经本义》改。

纪氏曰：针之出入，皆随气往来。《素问》曰：见其乌乌，见其稷稷，从见其飞，不知其谁，伏如横弩①，起如发机是也。《素问·宝命全形论》文。

补泻相反

八十一难曰：经言无实实、虚虚，损不足而益有余。是寸口脉耶？将病自有虚实耶？其损益奈何？然是病，非谓寸口脉也，谓病自有虚实也。假令肝实而肺虚，肝者，木也，肺者，金也，金木当更相平，当知金平木。假令肺实而肝虚，微少气，用针不补其肝，而反重实其肺，故曰实实、虚虚，损不足而益有余。此者中工之所害也。

滑氏曰："是病"二字，非误即衍。肝实肺虚，金当平木，如七十五难之说。若肺实肝虚，则当抑金而扶木也。用针者，乃不补其肝，而反重实其肺，此所谓实其实而虚其虚，损不足而益有余，杀人必矣。"中工"，犹云粗工也。

十二难曰：经言②五脏脉已绝于内，用针者反实其外；五脏脉已绝于外，用针者反实其内。内外之绝，何以别之？然五脏脉已绝于内者，肾肝气已绝于内也，而医反补其心肺；五脏脉已绝于外者，其心肺脉已绝于外也，而医反补其肾肝。阳绝补阴，阴绝补阳，是谓实实、虚虚，损不足益有余。如此死者，医杀之耳。

滑氏曰：《灵枢》第一篇曰：凡将用针者，必先诊脉，

---

① 弩：原作"努"，据《素问·宝命全形论》改。
② 经言：原脱，据《难经本义》补。

视气之剧易，乃可以治也。又第三篇曰：所谓五脏之气已绝于内者，脉口气内绝不至，反取外之病处，与阳经之合，有留针以致其阳气，阳气至则内重竭，重竭则死矣。其死也，无气以动，故静。所谓五脏之气已绝于外者，脉口气外绝不至，反取其四末之输，有留针以致其阴气，阴气至则阳气反入，入则逆，逆则死矣。其死也，阴气有余，故躁。此《灵枢》以脉口内外言阴阳也，越人以心肺、肾肝内外别阴阳，其理亦犹是也。纪氏谓此篇言针法，冯氏谓合入用针补泻之类。

针刺浅深

七十难曰：春夏刺浅，秋冬刺深者，何谓也？然春夏者，阳气在上，人气亦在上，故当浅取之；秋冬者，阳气在下，人气亦在下，故当深取之。

滑氏曰：春夏之时，阳气浮而上，人之气亦然，故刺之当浅，欲其无太过也。秋冬之时，阳气沉而下，人之气亦然，故刺之当深，欲其无不及也。经曰：必先岁气，无伐天和，此之谓也。四明陈氏曰：春气在毛，夏气在皮，秋气在分肉，冬气在骨髓，是浅深之应也。

七十一难曰：经言刺营无伤卫，刺卫无伤营，何谓也？然；针阳者，卧针而刺之；刺阴者，先以左手摄按所针荥俞之处，气散乃内针。是谓刺营无伤卫，刺卫无伤营也。

滑氏曰：营为阴，卫为阳。营行脉中，卫行脉外，各有浅深也，用针之道亦然。针阳必卧针而刺之者，以阳气轻浮，过之恐伤于营也。刺阴者，先以左手按所刺之穴，良久，令气散乃内针，不然则伤卫气也。"无""毋"通，禁止辞。

先后浅深

七十难曰：春夏各致一阴，秋冬各致一阳，何也？然春夏温，必致一阴者，初下针，沉之至肾肝之部，得气引持之，阴也。秋冬寒，必致一阳者，初内针，浅而浮之至心肺之部，得气推内之，阳也。是谓春夏必致一阴，秋冬必致一阳。

滑氏曰：致，取也。春夏气温，必致一阴者，春夏养阳之义也。初下针，即沉之至肾肝之部，俟其得气，乃引针而提之，以至于心肺之分，所谓致一阴也。秋冬气寒，必致一阳者，秋冬养阴之义也。初内针浅而浮之，当心肺之部，俟其得气，推针而内之，以达于肾肝之分，所谓致一阳也。此篇致阴阳之说，越人特推其理，有如是者尔。凡用针补泻，自有所宜，初不必以是相拘也。

井荥俞①经合主病

六十八难曰：五脏六腑，各有井、荥、俞、经、合，皆何所主？然经言所出为井，所流为荥，所注为俞，所行为经，所入为合。井主心下满，荥主身热，俞主体重节痛，经主喘咳寒热，合主逆气而泄，此五脏六腑井、荥、俞、经、合所主病也。

---

① 俞：现作"输"，五输穴之一，下同。

滑氏曰：主，主治也。井，谷井之井，水源之所出也。荥，绝小水也，井之源本微，故所流尚小而为荥。俞，输也、注也，自荥而注，乃为俞也。由俞而经过于此，乃谓之经。由经而入于所合，谓之合。合者，会也。《灵枢》第一篇曰：五脏五俞，五五二十五俞，六腑六俞，六六三十六俞。此"俞"字，空穴之总名。凡诸空穴，皆可以言俞。经脉十二，络脉十五，凡二十七气所行，皆井、荥、俞、经、合之所系，而所主病各不同。井主心下满，肝木病也，足厥阴之支，从肝别贯膈，上注肺，故井主心下满。荥主身热，心火病也。俞主体重节痛，脾土病也。经主喘咳寒热，肺金病也。合主逆气而泄，肾水病也。谢氏曰：此举五脏之病，各一端为例，余病可以类推而互取也。不言六腑者，举脏足以该①之。

项氏曰：井象水之泉，荥象水之陂②，俞象水之窬③，经象水之流，合象水之归，皆取水之义也。

纪氏曰：井之所治，不以五脏六腑，皆主心下满；荥之所治，不以五脏六腑，皆主身热；俞之所治，不以五脏六腑，皆主体重节痛；经之所治，不以五脏六腑，皆主喘咳寒热；合之所治，不以五脏六腑，皆主逆气而泄。但言脏不言腑者，恐未中理。

四时井荥俞经合刺

七十四难曰：经言春刺井，夏刺荥，季夏刺俞，秋刺

---

① 该：同"赅"，包括。
② 陂（bēi杯）：水边，水岸。
③ 窬（yú鱼）：小洞。

卷之一

一五

经，冬刺合者，何谓也？然春刺井者，邪在肝；夏刺荥者，邪在心；季夏刺俞者，邪在脾；秋刺经者，邪在肺；冬刺合者，邪在肾。

滑氏曰：荥俞之系四时者，以其邪各有所在也。

其肝、心、脾、肺、肾，而系于春夏秋冬者，何谓也？然五脏一病辄有五也。假令肝病，色青者，肝也；臊臭者，肝也；喜酸者，肝也；喜呼者，肝也；喜泣者，肝也。其病众多，不可尽言也。四时有数，而并系于春夏秋冬者也。针之要妙，在于秋毫者也。

滑氏曰：五脏一病，不止于五，尤众多也。虽其众多而四时有数，故并系于春夏秋冬，及井荥俞经合之属也。用针者，必精察之。

详此篇文义，似有缺误。今且依此解之，以俟知者。

脏腑荥俞合皆以井为始

六十三难曰：《十变①》言五脏六腑荥合，皆以井为始者，何也？然井者，东方春也，万物之始生，诸蚑行喘息，蜎飞蠕动②，当生之物，莫不以春生。故岁数始于春，日数始于甲。故以井为始也。蚑，去知切；蠕，音软。

滑氏曰：十二经所出之穴，皆谓之井，而以为荥俞之始者，以井主东方木，木者，春也，万物发生之始，诸蚑者行、喘者息，息谓嘘吸气也。《公孙弘传》作"蚑行喙

---

① 十变：原作"六变"，乐善堂本作"十变"，据《难经本义》改。
② 诸蚑（qí齐）行……蠕动：泛指冬日蛰伏的各种虫类，到了春天都开始活动了。

息"，义尤明白。蛚者飞，蠕者动，皆虫豸之属。凡当生之物，皆以春而生，是以岁之数则始于春，日之数则始于甲，人之荥合则始于井也。冯氏曰：井，谷井之井，泉源之所出也。四明陈氏曰：经穴之气所生，则自井始，而溜①荥注俞，过经入合，故以万物及岁月日数之始为譬也。

脏腑井荥五六②

六十二难曰：脏井荥有五，腑独有六者，何谓也？然腑者，阳也，三焦行于诸阳，故置一俞，名曰原；腑有六者，亦与三焦共一气也。

滑氏曰：脏之井荥有五，谓井荥俞经合也；腑之井荥有六，以三焦行于诸阳，故又置一俞而名曰原。所以腑有六者，与三焦共一气也。虞氏曰：此篇疑有缺误，当与六十六难参考。

阴阳井荥木金相生不同

六十四难曰：《十变》又言阴井木，阳井金；阴荥火，阳荥水；阴俞土，阳俞木；阴经金，阳经火；阴合水，阳合土。

滑氏曰：十二经起于井穴，阴井为木，故阴井木生阴荥火，阴荥火生阴俞土，阴俞土生阴经金，阴经金生阴合水。阳井为金，故阳井金生阳荥水，阳荥水生阳俞木，阳俞木生阳经火，阳经火生阳合土。

阴阳皆不同，其意何也？然是刚柔之事也。阴井乙

---

① 溜：原作"留"，据《难经本义》改。
② 脏腑井荥五六：原作"腑脏井荥为五六"，据目录改。

木，阳井庚金。阳井庚金者，乙之刚也；阴井乙木者，庚之柔也。乙为木，故言阴井木也；庚为金，故言阳井金也。余皆仿此。

滑氏曰：刚柔者，乙庚之相配也。十干所以自乙庚而言者，盖诸脏腑穴，皆始于井，而阴脉之井，始于乙木，阳脉之井，始于庚金，故自乙庚而言刚柔之配，而其余五行之配，皆仿此也。丁氏①曰：刚柔者，谓阴井木，阳井金，庚金为刚，乙木为柔。阴荣火，阳荣水，壬水为刚，丁火为柔。阴俞土，阳俞木，甲木为刚，己土为柔。阴经金，阳经火，丙火为刚，辛金为柔。阴合水，阳合土，戊土为刚，癸水为柔。盖五行之道，相生者，母子之义，相克相制者，夫妇之类。故夫道皆刚，妇道皆柔，自然之理也。《易》曰：分阴分阳，迭用柔刚，其是之谓欤。

出井入合

六十五难曰：经言所出为井，所入为合，其法奈何？然所出为井，井者东方春也，万物之始生，故言所出为井也。所入为合，合者，北方冬也，阳气入脏，故言所入为合也。

滑氏曰：此以经穴之流注始终言也。

欲刺井当刺荥

七十三难曰：诸井者，肌肉浅薄，气少②不足使也，

---

① 丁氏：即宋代医家丁德用，济阳（今属山东济南）人。著有《难经补注》。

② 气少：原脱，乐善堂本有"气少"，据《难经本义》改。

刺之奈何？然诸井者，木也；荥者，火也，火者木之子，当刺井者，以荥泻之。故经言：补者，不可以为泻，泻者，不可以为补，此之谓也。

滑氏曰：诸经之井，皆在手足指梢、肌肉浅薄之处，气少不足使为补泻也。故设当刺井者，只泻其荥，以井为木，荥为火，火者木之子也。详越人此说，专为泻井者言也。若当补井，则必补其合，故引经言：补者，不可以为泻；泻者，不可以为补，各有攸当也。补泻反，则病益笃，而有实实、虚虚之患，可不谨哉。武按：滑氏谓经意为泻井而补，补井补合之言，端自泻南方补北方意也。

经脉流注

阴维脉　若不能维于阴则怅然失志。带脉　为病，腰腹纵容如囊水之状。

十二经脉

帝曰：经脉者，所以决死生、处百病，不可不通。肺手太阴之脉，起于中焦，下络大肠，还循胃口，上膈属肺；从肺系横出腋下，下循臑内，行少阴、心主之前，下肘中，循臂内上骨下廉，入寸口，上鱼，循鱼际，出大指之端；其支者，从腕后，直出次指内廉，出其端。大肠手阳明之脉，起于大指次指之端，循指上廉，出合谷两骨之间，上入两筋之中，循臂上廉，入肘外廉，上臑外前廉，上肩，出髃骨之前廉，上出于柱骨之会上，下入缺盆，络肺，下膈，属大肠；其支者，从缺盆上颈，贯颊，入下齿中，还出夹口，交人中，左之右，右之左，上夹鼻孔。胃足阳明之脉，起于鼻之交頞中，旁纳一本作约太阳之脉，下循鼻外，入上齿中，还出夹口，环唇，下交承浆，却循颐后下廉，出大迎，循颊车，上耳前，过客主人，循发际，至额颅；其支者，从大迎前下人迎，循喉咙，入缺盆，下膈，属胃，络脾；其直行者，从缺盆下乳内廉，下夹脐，入气街中；其支者，起于胃下口，循腹里，下至气街中而合；以下髀关，抵伏兔，下膝膑中，下循胫外廉，下足跗，入中指内间；其支者，下廉三寸而别，下入中趾外间；其支者，别跗上，入大趾间出其端。脾足太阴之脉，起于大趾之端，循趾内侧白肉际，过核骨后，上内踝前廉，上腨内，循胻骨后，交出厥阴之前，上循股内前廉，入腹，属脾，络胃，上膈，夹咽，连吞本，散舌下；其支者，复从胃，别上膈、注心中。心手少阴之脉起于心中出①

二十三难曰：经脉十二，络脉十五，何始何穷也？然经脉者，行血气，通阴阳，以营于身者也。其始从中焦，注手太阴、阳明；阳明注足阳明、太阴；太阴注手少阴、太阳；太阳注足太阳、少阴；少阴注手心主、少阳；少阳注足少阳、厥阴；厥阴复还注手太阴。别络十五，皆因其原，如环无端，转相灌溉，朝于寸口、人迎，以处百病而决死生也。

滑氏曰：因者，随也；原者，始也；朝，犹朝会之朝；以，用也。因上文经脉之尺度，而推言经络之行度

---

① 阴维脉⋯⋯心手少阴之脉起于心中出：此 604 个字原为一页两面，内容引自《灵枢·经脉》，有阙文。疑为衍文。

也。直行者谓之经，旁出者谓之络，十二经有十二络，兼阳络、阴络、脾之大络，为十五络也。谢氏曰：始从中焦者，盖谓饮食入口藏于胃，其精微之化，注手太阴、阳明，以次相传，至足厥阴，厥阴复还注手太阴也。络脉十五，皆随十二经脉之所始，转相灌溉，如环之无端，朝寸口、人迎，以之处百病而决死生也。寸口、人迎，古法以夹喉两旁动脉为人迎，至晋王叔和直以左手关前一分为人迎，右手关前一分为气口，后世宗之。愚谓昔人所以取人迎、气口者，盖人迎为足阳明胃经，受谷气而养五脏者也；气口为手太阴肺经，朝百脉而平权衡者也。

《此事难知》云：寅，手太阴肺，始于中焦，终于大指内廉，出其端。卯，手阳明大肠，始于手大指次指之端，终于上，夹鼻孔。辰，足阳明胃，始于鼻，交颏中，终于入大指间，出其端。巳，足太阴脾，始于足大指之端，终于注心中。午，手少阴心，始于心中，终于小指之内，出其端。未，手太阳小肠，始于小指之端，终于抵鼻至目内眦，斜络于颧。申，足太阳膀胱，始于目[①]内眦，终于小指内侧，出其端。酉，足少阴肾，始于小指之下，终于注胸中。戌，手厥阴心包，始于胸中，终于循小指次指，出其端。亥，手少阳三焦，始于小指次指之端，终于目锐眦。子，足少阳胆，始于目锐眦，终于小指次指内，出其端，其支者，上入大指歧骨内，出其端，贯爪甲，出三毛。丑，足厥阴肝，始于大指聚毛之上，终于注肺中。

---

① 二十三难曰……足太阳膀胱始于目：原脱，据乐善堂本补入。

奇经八脉

二十七难曰：脉有奇经八脉者，不拘于十二经，何也？然有阳维、有阴维、有阳跷、有阴跷、有冲、有督、有任、有带之脉。凡此八脉者，皆不拘于经，故曰奇经八脉也。

滑氏曰：脉有奇常，十二经者，常脉也；奇经八脉，则不拘于十二经，故曰奇经。奇对正而言，犹兵家之云奇正也。虞氏曰：奇者，奇零之奇，不偶之义。谓此八脉不系于正经，阴阳无表里配合，别道奇行，故曰奇经也。此八脉者，督脉督于后，任脉任于前，冲脉为诸阳之海，阴阳维则维络于身，带脉束之如带，阳跷得之太阳之别，阴跷本诸少阴之别云。

经有十二，络有十五，凡二十七，气相随上下，何独不拘于经也？然圣人图设沟渠，通利水道，以备不然。天雨降下，沟渠溢满，当此之时，霶霈妄作，圣人不能复图也，此络脉满溢，诸经不能拘也。

滑氏曰：经络之行，有常度矣。奇经八脉，则不能相从也，故以圣人图设沟渠为譬，以见络脉满溢，诸经不能复拘，而为此奇经也。然则奇经，盖络脉之满溢而为之者欤？或曰"此络脉"三字，越人正指奇经而言也，既不拘于经，直谓之络脉亦可也。此篇两节举八脉之名，及所以为奇经之义。

二十八难曰：其奇经八脉者，既不拘于十二经，皆何起何继也？然督脉者，起于下极之俞，并于脊里，上至风府，入属于脑。任脉者，起于中极之下，以上毛际，循腹里，上关元，至喉咽。冲脉起于气冲，并足阳明之经，夹脐上行，至胸中而散也。带脉者，起于季胁，回身一周。阳跷脉者，起于跟中，循外踝上行，入风池。阴跷脉者，亦起于跟中，循内踝上行，至咽喉，交贯冲脉。阳维阴维者，维络于身，溢蓄不能环流灌溉诸经者也。故阳维起于诸阳会也，阴维起于诸阴交也。比于圣人图设沟渠，沟渠满溢，流于深湖，故圣人不能拘通也。而人脉隆盛，入于八脉，而不环周，故十二经亦不能拘之。其受邪气，蓄则肿热，砭射之也。

滑氏曰："继"，《脉经》作"系"。

督之为言都也，为阳脉之海，所以都纲乎阳脉也。其脉起下极之俞，由会阴历长强，循脊中行，至大椎穴，与手足三阳之脉交会，上至哑门，与阳维会，至百会与太阳交会，下至鼻柱人中，与阳明交会。任脉起于中极之下曲骨穴，任者妊也，为人生养之本。冲脉起于气冲穴，至胸中而散，为阴脉之海，《内经》作并足少阴之经。按冲脉行于幽门、通谷而上，皆少阴也，当从《内经》。此督、任、冲三脉，皆起于会阴，盖一源而分三歧也。带脉起于季胁下一寸八分，回身一周，犹束带然。阳跷脉起于足跟中申脉穴，循外踝而行。阴跷脉亦起于跟中照海穴，循内踝而行。跷，捷也，以二脉皆起于足，故取跷捷超越之义。阳维、阴维，维络于身，为阴阳之纲维也。阳维所发，别于金门，以阳交为郄，与手足太阳及跷脉会于臑俞，与手足少阳会于天髎，及会肩井，与足少阳会于阳白，上本神、临泣、正营、脑空，下至风池，与督会于风府、哑门，此阳维之起于诸阳会也。阴维之郄曰筑宾，与足太阴会于腹哀、大横，又与足太阴、厥阴会于府舍、期门，又与任脉会于天突、廉泉，此阴维起于诸阴之交也。"溢蓄不能环流灌溉诸经者也"十二字，当在"十二经亦不能拘之"之下，则于此无所间，而于彼得相从矣。"其受邪气蓄"云云十二字，谢氏则以为于本文上下当有缺文，然《脉经》无此，疑衍文也。或云当在三十七难"关格不得尽其命而死矣"之下，因邪在六腑而言也。

十五络脉

二十六难曰：经有十二，络有十五，余三络者，是何等络也？然有阳络，有阴络，有脾之大络。阳络者，阳跷之络也；阴络者，阴跷之络也，故络有十五焉。

滑氏曰：直行者谓之经，傍行①者谓之络。经犹江汉之正流，络则沱潜②之支派。每经皆有络，十二经有十二络。如手太阴属肺络大肠，手阳明属大肠络肺之类。今云络有十五者，以其有阳跷之络，阴跷之络，及脾之大络也。阳跷、阴跷，见二十八难；谓之络者，盖奇经既不拘于十二经，直谓之络亦可也。脾之大络，名曰大包，出渊液三寸，布胸胁，其动应衣，脉③宗气也。四明陈氏曰：阳跷之络，统诸阳络；阴跷之络，能统诸阴络；脾之大

---

① 行：《难经本义》作"出"。

② 沱潜：古水名，即沱水、潜江，为长江支流。文中以之喻络脉。

③ 脉：《难经本义》无此字。

络，又总统阴阳诸络，由脾之能溉养五脏也。

奇经病

二十九难曰：奇经之为病，何如？然阳维维于阳，阴维维于阴，阴阳不能自相维，则怅然失志，溶溶不能自收持。阳维为病，苦寒热；阴维为病，苦心痛。阴跷为病，阳缓而阴急；阳跷为病，阴缓而阳急。冲之为病，逆气而里急。督之为病，脊强而厥。任之为病，其内苦结，男子为七疝，女子为瘕聚。带之为病，腹满，腰溶溶若坐水中。此奇经八脉之为病也。

滑氏曰：此言奇经之病也，阴不能维于阴，则怅然失志；阳不能维于阳，则溶溶不能自收持。阳维行诸阳而主卫，卫为气，气居表，故苦寒热。阴维行诸阴而主营，营为血，血属心，故苦心痛。两跷脉，病在阳则阳结急，在阴则阴结急；受病者急，不病者自和缓也。冲脉从关元至咽喉，故逆气里急。督脉行背，故脊强而厥。任脉起胞门，行腹，故病苦内结，男为七疝，女为瘕聚也。带脉回身一周，故病状如是。溶溶，无力貌。此各以其经脉所过而言之，自二十七难至此，义实相因，最宜通玩。

十二经以原为俞，三焦以俞为原

六十六难曰：经言肺之原，出于太渊；心之原，出于大陵；肝之原，出于太冲；脾之原，出于太白；肾之原，出于太溪；少阴之原，出于兑骨；<small>神门穴也。</small>胆之原，出于丘墟；胃之原，出于冲阳；三焦之原，出于阳池；膀胱之原，出于京骨；大肠之原，出于合谷；小肠之原，出于腕骨。

滑氏曰：肺之原太渊，至肾之原太溪，见《灵枢》第一篇。其第二篇曰：肺之俞太渊；心之俞大陵；肝之俞太冲；脾之俞太白；肾之俞太溪；膀胱之俞束骨，过于京骨为原；胆之俞临泣，过于丘墟为原；胃之俞陷谷，过于冲阳为原；三焦之俞中渚，过于阳池为原；小肠之俞后溪，过于腕骨为原；大肠之俞三间，过于合谷为原。盖五脏阴经，止以俞为原；六腑阳经，既有俞，仍别有原。或曰：《灵枢》以大陵为心之原，《难经》亦然。而又别以兑骨为少阴之原，诸家针灸书，并以大陵为手厥阴心主之俞，以神门在掌后兑骨之端者，为心经所注之俞，似此不同者，何也？按《灵枢》七十一篇曰：少阴无俞，心不病乎？岐伯曰：其外经病而脏不病，故独取其经于掌后兑骨之端也，其余脉出入屈折，其行之疾徐，皆如手少阴心主之脉行也。又第二篇曰：心出于中冲，溜于劳宫，注于大陵，行于间使，入于曲泽，手少阴也。按：中冲以下，并手心主经俞，《灵枢》直指为手少阴，而手少阴经俞，不别载也。又《素问·缪刺篇》曰：刺手心主少阴兑骨之端各一痏，立已；又《气穴篇》曰：脏俞五十穴。王氏注：五脏俞，惟有心包经井俞之穴，而亦无心经井俞穴。又七十九难曰：假令心病，泻手心主俞，补手心主井。详此前后各经文义，则知手少阴与心主同治也。

十二经皆以俞为原者，何也？然五脏俞者，三焦之所行，气之所留止也。三焦所行之俞为原者，何也？然脐下肾间动气者，人之生命也，十二经之根本也，故名曰原。

三焦者，原气之别使，主通行三气，经历于五脏六腑。原者，三焦之尊号也，故所止辄为原。五脏六腑之有病者，皆取其原也。

滑氏曰：十二经皆以俞为原者，以十二经之俞，皆系于三焦所行，气所留止之处也。三焦所行之俞为原者，以脐下肾间动气，乃人之生命，十二经之根本。三焦则为原气之别使，主通行上、中、下之三气，经历于五脏六腑也。通行三气，即纪氏所谓下焦禀真元之气，即原气也，上达至于中焦，中焦受水谷精悍之气，化为营卫，营卫之气与真元之气通行，达于上焦也。所以原为三焦之尊号，而所止辄为原，犹警跸①所至，称行在所②也。五脏六腑之有病者，皆于是而取之，宜哉。《拔萃》云：本经原穴无经络逆从、子母补泻。凡刺原穴，诊见动作来应而内针，吸则得气，无令出针，停而久留，气尽乃出。此拔原之法。王海藏曰：假令针肝经病了，于本经原穴亦针一针；如补肝经，来亦于本经原穴补一针；如泻肝经，来亦于本经原穴泻一针。如余经有补泻，毕仿此例，亦补泻各经原穴。凡此十二原，非泻子补母之法，虚实通用。故五脏六腑有病，皆取其原。

六十七难曰：五脏募皆在阴，而俞在阳，何谓也？然阴病行阳，阳病行阴，故令募在阴，俞在阳。

滑氏曰：募与俞，五脏空穴之总名也。在腹为阴，则

---

① 警跸（bì 必）：指古代帝王出行时清道，禁止行人来往。

② 行在所：指天子所在的地方，或者天子巡行所到之地。也作"行在"。

谓之募；在背为阳，则为之俞。募，犹募结之募，言经气之聚于此也。俞，《史记·扁鹊传》作"输"，犹委输之输，言经气由此而输于彼也。五脏募在腹，肺之募中府二穴在胸部，云门下一寸，乳上三肋间，动脉陷中；心之募巨阙一穴，在鸠尾下一寸；脾之募章门二穴，在季胁下直脐；肝之募期门二穴，在不容两旁各一寸五分；肾之募京门二穴，在腰中季胁本。五脏俞在背行足太阳之经，肺俞在第三椎下，心俞在五椎下，肝俞在九椎下，脾俞在十一椎下，肾俞在十四椎下，皆夹脊两旁各一寸五分。阴病行阳，阳病行阴者，阴阳经络，气相交贯，脏腑腹背，气相通应，所以阴病有时而行阳，阳病有时而行阴也。针法曰：从阳引阴，从阴引阳。按：经言行阳行阴，是必然者，而滑注则言有时，似或然也，似非经旨也。

八会刺穴

四十五难曰：经言八会者，何谓也？然腑会太仓，脏会季胁，筋会阳陵泉，髓会绝骨，血会膈俞，骨会大杼，脉会太渊，气会三焦，外一筋直两乳内也。热病在内者，取其会之气穴也。

滑氏曰：太仓，一名中脘，在脐上四寸，六腑取禀于胃，故为腑会。季胁，章门穴也，在大横外，直脐季肋端，为脾之募，五脏取禀于脾，故为脏会。足少阳之筋，结于膝外廉，阳陵泉也，在膝下一寸外廉陷中，又胆与肝为配，肝者筋之合，故为筋会。绝骨，一名阳辅，在足外踝上四寸，辅骨前，绝骨端，如前三分，诸髓皆属于骨，故为髓会。膈俞在背第七椎下，去脊两旁各一寸半，足太阳脉气所发也，太阳多血，又血乃水之象，故为血会。大杼在项后第一椎下，去脊两旁各一寸半①。太渊在掌后陷中动脉，即所谓寸口者，脉之大会也。气会三焦，外一筋直两乳内，即膻中，为气海者也，在玉堂下一寸六分。热病在内者，各视其所属而取之会也。谢氏曰：三焦当作上焦。四明陈氏曰：髓会绝骨，髓属于肾，肾主骨，于足少阳无所关。脑为髓海，脑有枕骨穴，则当会枕骨，绝骨误也。血会膈俞，血者心所统，肝所藏，膈俞在七椎下两旁，上则心俞，下则肝俞，故为血会。骨会大杼，骨者，髓所养，髓自脑下注于大杼，大杼渗入脊心，下贯尾骶，渗诸骨节，故骨节之气，皆会于此，亦通。古益袁氏②曰：人能健步，以髓会绝骨也；肩能任重，以骨会大杼也。

上工下工治病

七十七难曰：经言上工治未病，中工治已病，何谓也？然所谓治未病者，见肝之病，则知肝当传之于脾，故先实其脾气，无令得受肝之邪，故曰治未病焉。中工治已病者③，见肝之病，不晓相传，但一心治肝，故曰治已病也。

滑氏曰：见肝之病，先实其脾，使邪无所入，治未病也，是为上工；见肝之病，一心治肝，治已病也，是为中

---

① 一寸半：原作"一寸"，据《难经本义》改。
② 袁氏：即袁坤厚，字淳甫，古益（今四川成都）人。元代医家，曾任成都医学正，著有《难经本旨》。
③ 中工治已病者：原无"治已病者"四字，乐善堂本有，据《难经本义》改。

工。《灵枢》五十五①篇曰：上工刺其未生也，其次刺未盛者也，其次刺已衰者也；下工刺其方袭者也，与其形之盛者也，与其病之与脉相逆者也。故曰方其盛也，勿敢毁伤②；因其衰也，事乃大昌③。故曰上工治未病，不治已病，此之谓也。

① 五十五篇：原作"五十篇"，据《灵枢·逆顺》改。

② 毁伤：原作"必毁"，乐善堂本作"必毁伤"，据《灵枢·逆顺》改。

③ 因其衰也事乃大昌：《难经本义》作"刺其已衰事必大昌"。

卷之二上

《灵》《素》

用针方宜

帝曰：医之治病也，一病而治各不同①，何也？岐伯曰：地气②使然也。故东方之域，天地之所始生也，鱼盐之地，海滨傍水，其民食鱼而嗜咸，皆安其处、美其食。鱼者使人热中，盐者胜血，故其民黑色理疏，其病皆为痈疡_{音羊}，其治宜砭石。故砭石者，亦从东方来。

南方者，天地所长养③之盛处也，其地下，水土弱，雾露之所聚也，其民嗜酸而食胕，其民皆致理而赤色，其病挛痹。其治宜微针，故九针亦从南方来。

形乐志苦，病生于内④，治之以针石。

九针式

帝曰：针之长短有数乎？岐伯对曰：一曰镵针，取法巾针，头大末锐，去末寸半，卒锐之，长一寸六分。二曰圆针，取法于絮针，箭_{音同}其身，而卵其锋，针如卵形，圆其末，长一寸六分。三曰锃_{音低}针，取法于黍粟之锐，

---

① 不同：此下《素问·异法方宜论》有"皆愈"。
② 气：《素问·异法方宜论》作"势"。
③ 养：此下《素问·异法方宜论》有"阳"字。
④ 形乐志苦病生于内：《素问·血气形志》作"形乐志乐病生于肉"。

长三寸半。四曰锋针，取法于絮针，筩其身，锋其末，刃三隅，长一寸六分。五曰铍音彼针，取法于剑锋，末如剑，广二分①半，长四寸。六曰圆利针，取法于牦②，针大如牦，且圆且锐，微大其末，反小其身，又曰中身微大，长一寸六分。七曰毫针，取法于毫毛，尖如蚊虻喙，长一寸六分。八曰长针，取法于綦针，锋利身薄，长七寸。九曰大针，取法于锋针，尖如挺，其锋微圆。针形毕矣，此九针之长短也。

九针应天地人时以起用

岐伯曰：夫圣人之起，天③之数也，一而九之，故以主④九野，九而九之，九九八十一，以起黄钟数焉，以针应数也。帝曰：以针应九数，奈何？岐伯曰：一者，天也，天者，阳也，五脏之应天者肺，肺者，五脏六腑之盖也，皮者，肺之合也，人之阳也，故为之治针，必大其头而锐其末，令无得深入而阳气出。二者，地也，人之所以应土者，肉也，故为之治针，必筩其身而圆其末，令毋得伤肉分，伤则气得竭。三者，人也，人之所以成生者，血脉也，故为之治针，必大其身而圆其末，令可以按脉⑤勿陷，以致其气，令邪气独出。四者，时也，时者，四时八风之客于经络之中，为瘤病也，故为之治针，

---

① 分：原作"寸"，据《灵枢·九针论》改。
② 牦（máo 毛）：细锐强韧的毛。
③ 天：此下《灵枢·九针论》有"地"字。
④ 主：《灵枢·九针论》作"立"。
⑤ 脉：原作"末"，据《灵枢·九针论》改。

必箭其身而锐其末，令可以泻热出血，而痈病竭。五者，音也，音者，冬夏之分，分于子午，阴与阳别，寒与热争，两气相搏，合为痈脓者也，故为之治针，必令其末如剑锋，可以取大脓。六者，律也，律者，调阴阳四时而合十二经脉，虚邪客于经络而为暴痹者也，故为之治针，必令尖如牦，且圆且锐，中身微大，以取暴气。七者，星也，星者，人之七窍，邪之所客经络而为痛痹，舍于经络者也，故为之治针，令尖如蚊虻喙，静以徐往，微以久留，正气因之，真邪俱往，出针而养者也。八者，风也，风者，人之股肱八节也，八正之虚风，八风伤人，内舍于骨解、腰脊节、腠理之间，为深痹也，故为之治针，必长其身，锋其末，可以深取远痹①。九者，野也，野者，人之节解皮肤之间也，淫邪流溢于身，如风水之状，而溜不能通②于机关大节者也，故为之治针，尖③如挺，其锋微圆，以取大气之不能过于关节者也。

　　一天，二地，三人，四时，五音，六律，七星，八风，九野，身形亦应之，针有所宜，故曰九针。人皮应天，人肉应地，人脉应人，人筋应时，人声应音，人阴阳合气应律，人齿面目应星，人出入气应风，人九窍三百六十五络应野。故一针皮，二针肉，三针脉，四针筋④，五

---

① 深取远痹：《灵枢·九针论》作"取深远痹"。
② 通：《灵枢·九针论》作"过"。
③ 尖：原作"大"，据《灵枢·九针论》改。
④ 四针筋：原作"四针五脏筋"，据《素问·针解》改。

针骨，六针调阴阳，七针益①精，八针除风，九针通九窍，除三百六十五节气，此之谓有所主也。

九针所宜

九针之宜，各有所为，长短大小，各有所施。刺热者用镵针，刺寒者用毫针，刺大者用锋针，刺小者用圆利针，刺痈者用铍针。

镵针，出泻阳气；圆针者，揩摩分肉间，不得伤肌肉，以泻分气；锃针者，主按脉勿陷，以致其气，令邪气勿陷；锋针者，以发痼疾；铍针者，以取大脓；圆利针者，以取暴气；毫针者，静以徐往，微以久留，而养②以取痛痹；长针者，可以取远痹；大针者，以泻机关之水。

病在皮肤，取以镵针于病所，肤白勿取。病在分肉间，取以圆针③于病所④。病在脉，气少当补之者，取之锃针于井荥分输。病为大脓者，取以铍针。病痹气暴发者，取以圆利针。病痹气痛而不去者，取以毫针。病在中者，取以长针。水肿不能过关节者，取以大针。

以小治小者，其功小；以大治大者，多害。故其已⑤成脓血者，其唯砭石铍针⑥之所取也。

---

① 益：原作"应"，据《素问·针解》改。

② 养：原作"痒"，据《灵枢·九针十二原》改。

③ 圆针：原作"圆利针"，据《灵枢·九针十二原》改。

④ 所：此下《灵枢·九针十二原》有"并在经络痼痹者取以锋针"，疑脱。

⑤ 已：原作"以"，据《灵枢·玉版》改。

⑥ 针：《灵枢·玉版》作"锋"。

五刺应五脏

凡刺有五，以应五脏。一曰半刺，半刺者，浅内而疾发针，无针伤肉，如拔毛状，以取皮气，此肺之应也。二曰豹文刺，豹文刺者，左右前后针之，中脉为故，以取经络之血者，此心之应也。三曰关刺，关刺者，直刺左右，尽筋上，以取筋痹，慎无出血，此肝之应也，或曰渊刺，一曰岂刺。四曰合谷刺，合谷刺者，左右鸡足，针于分肉之间，以取肌痹，此脾之应也。五曰输刺，输刺者，直入直出，深内之至骨，以取骨痹，此肾之应也。

九刺应九变

凡刺有九，以应九变。一曰输刺，输刺者，刺诸经荥俞、脏俞也。二曰远道刺，远道刺者，病在上，取之下，刺腑输也。三曰经刺，经刺者，刺大经之结络经分也。四曰络刺，络刺者，刺小络之血脉也。五曰分刺，分刺者，刺分肉之间也。六曰大泻刺，大泻刺者，刺大脓以铍针也。七曰毛刺，毛刺者，刺浮痹皮肤①也。八曰巨刺，巨刺者，左取右，右取左。九曰焠刺，焠刺者，燔针以取痹也。

十二刺应十二经

凡刺有十二节，以应十二经。一曰偶刺，偶刺者，以手直心若背，直痛所，一刺前，一刺后，以治心痹，刺此者傍针之也。二曰报刺，报刺者，刺痛无常处也，上下行

---

① 浮痹皮肤：原作"浮皮毛"，据《灵枢·官针》改。

者，直内无拔针，以左手随病所按之，乃出针，复刺之也。三曰恢刺，恢刺者，直刺傍之举之，前后恢筋急，以治筋痹。四曰齐刺，齐刺者，直入一，旁入二，以治寒气小深者。或曰三刺，三刺者，以治痹气小深者也。五曰扬刺，扬刺者，正内一，傍内四，而浮之，以治寒气之博大者也。六曰直针刺，直针刺者，引皮乃刺之，以治寒气之浅者也。七曰输刺，输刺者，直入直出，稀发针而深之，以治气盛而热者也。八曰短刺，短刺者，刺骨痹，稍摇而深之，置针骨所，以上下摩骨也。九曰浮刺，浮刺者，傍入而浮之，以治肌急而寒者也。十曰阴刺，阴刺者，左右率刺之，以治寒厥、中寒厥，足踝后少阴也。十一曰傍针刺，傍针刺者，直刺傍刺各一，以治留痹久居者也。十二曰赞刺，赞刺者，直入直出，数发针而浅之出血，是谓治痈肿也。

黑白肥瘦刺

帝曰：愿闻人之黑白肥瘦小长，各有数乎？岐伯曰：年质壮大，血气充盈，肤革坚固，因加以邪，刺此者深而留之，此肥人也。广肩，腋项肉薄，厚皮而黑色，唇临临然，其血黑以浊，其气涩以迟，其为人也，贪于取与，刺此者深而留之，多益其数也。瘦人皮薄色少，肉廉廉然，薄唇轻言，其血气清，易脱于气，易损于血，刺此者浅而疾之。

刺肥人者，以秋冬之齐；刺瘦人者，以春夏之齐。

刺常人

曰：刺常人奈何？视其白黑，各为调之。其端正敦厚者，其血气和调，刺此者无失常数也。

刺王公大人布衣

帝曰：夫王公大人，血食之君，身体柔脆，肌肉软弱，血气慓悍滑利，其刺之浅深疾徐多少，何如？岐伯曰：膏粱、藿菽之味，何可同也？气滑即疾出，其气涩则出迟，气悍则针小而入浅，气涩则针大而入深，深则欲留，浅则欲疾。以此观之，刺布衣者，深而留之；刺大人者，微以徐之，此皆因其①慓悍滑利也。

寒痹内热，刺布衣以火焠之，刺大人以药熨之。

刺壮士

帝曰：刺壮士真骨者奈何？岐伯曰：刺壮士真骨，坚肉缓节监监然，此人重则气涩血浊，刺此者，深而留之，多益其数；劲则气滑血清，刺此者浅而疾之。

刺婴儿

曰：刺婴儿奈何？曰：婴儿者，其肉脆，血少气弱，刺此者以毫针，浅刺而疾发针，日再可也。

刺脉虚实浅深

脉实者，深刺之，以泄其气；脉虚，浅刺之，使精气无得出，以养其脉，独出其邪气。

刺阴者，深而留之；刺阳者，浅而疾之。

脉浅者，勿刺，按②其脉，乃刺之，无令精出，独出

---

① 其：《灵枢·根结》作"气"。
② 按：此下《灵枢·官针》有"绝"字。

其邪气耳。脉之所居，深不见者，勿按其脉而刺之，微内针而久留之，以致其孔脉气也。

十二经气血刺

夫人之常数，太阳常①多血少气，少阳②常少血多气，阳明常多气多血，少阴常少血多气，厥阴常多血少气，太阴常多气少血，此天之常数。阳明多血多气，刺阳明，出血气；太阳多血少气，刺太阳，出血恶气；少阳多气少血，刺少阳，出气恶血；太阴多血少气，刺太阴，出血恶气；厥阴多血少气，刺厥阴，出血恶气；少阴多气少血，刺少阴，出气恶血也。

手足阴阳经脉刺

足阳明，五脏六腑之海也。其脉大，血多气盛，壮热，刺此者，不深弗散，不留不泻也。足阳明刺深六分，留十呼。足太阳深五分，留七呼。足少阳深四分，留五呼。足太③阴深三分，留四呼。足少阴深二分，留三呼。足厥阴深一分，留二呼。手之阴阳，其受气之道近，其气之来疾，其刺深者皆无过二分，其留皆无过一呼。刺而过此者，则脱气。

补 泻

帝曰：余闻刺法，有余泻之，不足补之。岐伯曰：百

---

① 常：原作"当"，乐善堂本同，据《素问·血气形志》改。
② 阳：原作"阴"，据《素问·血气形志》改。
③ 太：原作"少"，据《灵枢·经水》改。

病之生，皆有虚实，而补泻行焉。

泻虚补实，神去其室，致邪失正，真不可定，粗之所败，谓之夭命。补虚泻实，神归其室，久塞其空，谓之良工。

凡用针者，随而泻之，迎而道之，虚则实之，满则泻之，菀陈则除之，邪胜则虚之。徐而疾则实，疾而徐①则虚。言实与虚，若有若无；察后与先，若存若亡；为虚与实，若得若失。虚实之要，九针最妙，补泻之时，以针为之。泻曰必持内之，放而出之，排阳得针，邪气得泄；按而引针，是谓内温，血不得散，气不得出也。补曰随之，随之之意，若妄之，若行若按，如蚊虻止，如留如还，去如弦绝。令左属右，其气故止。外门已闭，中气乃实，必无留血，急②取诛之。刺之而气不至，无问其数；刺之而气至，乃去之，勿复针。

针有悬布天下者五，黔首共余食，莫之知也。一曰治神，二曰知养身，三曰知毒药，四曰制砭石大小，五曰知五脏③血气之诊。五法俱立，各有所先。今末世之刺也，虚者实之，满者泻之，此皆众工所共知也。若夫法天则地，随应而动，和之者若响，随之者若影，道无鬼神，独来独往。帝曰：愿闻其道。岐伯曰：凡刺之真，必先治神，五脏已定，九候已备，后乃存针。众脉不见，众凶弗闻，外内相得，无以形先，可玩往来，乃施于人。人有虚

---

① 徐：原作"实"，据《灵枢·九针十二原》改。

② 急：原作"必"，据《灵枢·九针十二原》改。

③ 五脏：《素问·宝命全形论》作"脏脏"。

实，五虚勿近，五实勿远，至其当发，间不容瞚。手动

　　属心系，下膈，络小肠；其支者，从心系，上夹咽，系目系；其直者，复从心系却上肺，下出腋下，下循臑内后廉，行太阴、心主之后，下肘内，循臂内后廉，抵掌后锐骨之端，入掌内后廉，循小指之内，出其端。小肠手太阳之脉，起于小指之端，循手外侧，上腕，出踝①中，直上循臂骨下廉，出肘内侧两筋之间，上循臑外后廉，出肩解，绕肩胛，交肩上，入缺盆，络心，循咽，下膈，抵胃，属小肠；其支者，从缺盆循颈上颊，至目锐眦，却入耳中；其支者，别颊上𬋖，抵鼻，至目内眦，斜络于颧。膀胱足太阳之脉，起于目内眦，上额，交巅；其支者，从巅至耳上角；其直者，从巅入络脑，还出别下项，循肩髆内，夹脊，抵腰中，入循膂，络肾，属膀胱；其支者，从腰中下夹脊，贯臀②，入腘中；其支者，从髆内左右，别下贯胛，夹脊内，过髀枢，循髀外，从后廉下合腘中；以下贯腨内，出外踝之后，循京骨，至小趾外侧。肾足少阴之脉，起于小趾之下，斜走足心，出于然谷之下，循内踝之后，别入跟中，以上腨③内，出腘内廉，上股内后廉，贯脊，属肾，络膀胱；其直者，从肾上贯肝膈，入肺中，循喉咙，夹舌本；其支者，从肺出络心，注胸中。心主手厥阴心包络之脉，起于胸中，出属心包络，下膈，历络三焦；其支者，循胸出胁，下腋三寸，上抵腋下，循臑内，

---

①　踝：于医理不合，当作"腕"。
②　臀：原作"臂"，形误。
③　腨：原作"臑"，形误。

行太阴、少阴之间，入肘中，下臂，行两筋之间，入掌中，循中指，出其端；其支者，别掌中，循小指次指，出其端。三焦手少阳之脉，起于小指次指之端，上出两指之间，循手表腕，出臂外两骨之间，上贯肘，循臑外，上肩，而交出足少阳之后，入缺盆，布膻中，散络心包，下膈，循属三焦；其支者从①

若务，针耀而匀，静意视义，观适之变，是谓冥冥。莫知其形，见其乌乌，见其稷稷，从见其飞，不知其谁。伏如横弩，起如发机。

刺虚者，须其实；刺实者，须其虚。经气已至，慎守勿失，深浅在志，远近若一，如临深渊，手②如握虎，神无营于众物。

义无邪下，必正其神。

小针之要，易陈而难入。粗守形，上守神，神乎神，客在门，未睹其疾，恶知其原。刺之微，在速迟。粗守关，上守机，机之动，不离其空，空中之机，清净而微。其来不可逢，其往不可追。知机之道者，不可挂以发；不知机道，叩之不发。知其往来，要与之期。粗之暗乎，妙哉，工独有之！往者为逆，来者为顺，明知逆顺，正行无问③。迎④而夺之，恶得无虚；追而济之，恶得无实。迎之

---

① 属心系……其支者从：此 653 字原为一页两面，内容引自《灵枢·经脉》，为部分经脉循行，与此前后文字体例不和。疑与上卷"经脉流注"衍文有关。

② 手：原脱，据《素问·宝命全形论》补。

③ 问：原作"间"，据《灵枢·九针十二原》改。

④ 迎：《灵枢·九针十二原》作"逆"。

随之，以意和之，针道毕矣。

凡用针者，虚则实之，满则泄之，菀陈则除之，邪胜则虚之。《大要》曰：徐而疾则实，疾而徐则虚。言实与虚，若有若无；察后与先，若存若亡；为虚与实，若得若失。虚实之要，九针最妙，补泻之时，以针为之。泻曰必持内之，放而出之，排阳得针，邪气得泄。按而引针，是为内温，血不得散，气不得出也。补曰随之，随之意，若妄之，若行若按，如蚊虻止，如留如还，去如弦绝，令左属右，其气故止。外门已闭，中气乃实，必无留血，急取诛之。持针之道，坚者为宝，正指直刺，无针左右，神在秋毫，属意病者，审视血脉者，刺之无殆。方刺之时，必在悬阳，及与两衡①，神属勿去，知病存亡。血脉者，在腧横居，视之独澄，切之独坚。

刺虚则实之，针下热也，气实乃热也；满而泄之者，针下寒也，气虚乃寒也②；菀陈则除之者，出恶血也；邪盛则虚之者，出针勿按。徐而疾则实者，徐出针③而疾按之；疾而徐则虚者，疾出针而徐按之。言实与虚者，寒温气多少也。若无若有者，疾不可知也。察后与先者，知病先后也。为虚与实者，工勿失其法。若得若失者，离其法也。虚实之要，九针最妙者，为其各有所宜也。补泻之时者，与气开阖相合也。九针之名，各不同形者，针穷其所

---

① 衡：原作“卫”，据《素问·针解》改。

② 气虚乃寒也：原脱，据《素问·针解》补。

③ 若务针耀而匀……徐出针：此659字原脱，依据乐善堂本补入。

当补泻也。刺实须其①虚者，留针，阴气隆至，乃去针也；刺虚须其②实者，阳气隆至，针下热，乃去针也。经气已至，慎守勿失者，勿变更也。浅深在志者，知病之内外也。近远如一者，深浅其候等也。如临深渊者，不敢堕也。手如握虎者，欲其壮也。神无营于众物者，静志观病人，无左右视也。义无邪下者，欲端以正也。必正其神者，欲瞻病人目，制其神，令气易行也。

所谓易陈者，易言也。难入者，难著于人也。粗守形者，守刺法也。上守神者，守人之血气有余不足，可补泻也。神客者，正邪共会也。神者，正气也；客者，邪气也。在门者，邪循正气之所出入也。未睹其疾者，先知邪正何经之疾也。恶知其原者，先知何经之病、所取之处也。刺之微在数迟者，徐疾之意也。粗守关者，守四肢而不知血气正邪之往来也。上守机者，知守气也。机之动不离其空者，知气之虚实、用针之徐疾也。空中之机，清净以微者，针以得气，密意守气勿失也。其来不可逢者，气盛不可补也。其往不可追者，气虚不可泻也。不可挂以发者，言气易失也。扣之不发者，言不知补泻之意也，血气已尽而气不下也。知其往来者，知气之逆顺盛虚也。要与之期者，知气之可取之时也。粗之暗者，冥冥不知气之微密也。妙哉！工③独有之者，尽知针意也。往者为逆者，言气之虚而小，小者逆也。来者为顺者，言气之平，平者

卷之二上

四三

---

① 其：原作"与"，据《素问·针解》改。
② 其：原作"与"，据《素问·针解》改。
③ 工：原作"上"，据《灵枢·九针十二原》改。

顺也。明知逆顺正行无问者，言知所取之处也。迎而夺之者，泻也。追而济之者，补也。所谓虚则实之者，气口虚而当补之也。满则泄之者，气口盛而当泻之也。菀陈则除之者，去血脉也。邪胜则虚之者，言诸经有盛者，皆泻其邪也。徐而疾则实者，言徐内而疾出也，疾而徐则虚者，言疾内而徐出也。言实与虚、若有若无者，言实者有气、虚者无气也。察后与先、若无若存者，言气之虚实、补泻之先后也，察其气之已下与常存也。为虚与实、若得若失者，言补者佖然若有得也，泻则怳然若有失也。

是故工之用针也，知气之所在而守其门户，明于调气，补泻所在；徐疾之意，所取之处。泻必用圆，切而转之，其气乃行，疾而徐出，邪气乃出，伸而逆①之，摇大其穴，气出乃疾。补必用方，外引其皮，令当其门，左引其枢，右推其肤，微旋而徐推之，必端以正，安以静，坚心无解，欲微以留，气下而疾出之，推其皮，盖其外门，神气乃存。用针之要，无忘其神。

泻必用方者，以气方盛也，以月方满也，以日方温也，以身方定也，以息方吸而纳针，及②复候其方吸而转针，乃复候其方呼而徐引针，故曰泻。补必用圆者，圆者行也，行者移也。刺必中其荥，复以吸排针也。故圆与方，非针也。

泻实者，气盛乃内针，针与气俱内，以开其门，如利

---

① 逆：《灵枢·官能》作"迎"。
② 及：《素问·八正神明论》作"乃"。

其户；针与气俱出，精气不伤，邪气乃下，外门不闭，以出其疾①；摇大其道，如利其路，是谓大泻。必切而出，大气乃屈。持针勿②置，以定其意③，候呼内针，气出针入，针空四塞，精无从出，方实而疾出针，气入针出，热不得还，闭塞其门，邪气布散，精气乃得存，动气候时，近气不失，远气乃来，是谓追之。

吸则内针，无令气忤，静以久留，无令邪布；吸则转针，以得气为故；候呼引针，呼尽乃出；大气皆出，故命曰泻。扪而循之，切而散之，推按之，弹而怒之，爪而下之，通而取之，外引其门，以闭其神。呼尽内针，静以久留，以气至为故，如待所贵，不知日暮，其气以至，适而自护，候吸引针，气不得出，各在所处，推阖其门，令神气存，大气留止，故命曰补。

补泻弗失，与天地一。经气已至，慎守勿失，浅深在志，远近如一，如临深渊，手如握虎，神无营于众物。持针之道，欲端以正，安以静，先知虚实，而行疾徐。左手执骨，右手循之，无与肉果，泻欲端以正，补必闭肤，辅针导气，邪④得淫泆，真气得居。帝曰：捍⑤皮开腠理奈何？岐伯曰：因其分肉，左别其肤，微内而徐端之，适神不散，邪气得去。

---

① 疾：原作"实"，据《素问·调经论》改。
② 勿：原作"叩"，据《素问·调经论》改。
③ 意：原作"宜"，据《素问·调经论》改。
④ 邪：原脱，乐善堂本同，据《灵枢·邪客》补。
⑤ 捍：《灵枢·邪客》作"扞"，义胜。

知其气所在，先得其道，稀而疏之，稍深以留，故能徐入之。大热在上，推而下之；上者，引而去之；视先痛者，常先取之。大寒在外，留而补之；入于中者，从合泻之；上气不足，推而扬之；下气不足，积而从之；寒入于中，推而行之。

夫实者，气入也；虚者，气出也。气实者，热也；气虚者，寒也。入实者，左手开针孔也；入虚者，左①手闭针孔也。

形气不足，病气有余，是邪胜也，急泻之。形气有余，病气不足，急补之。形气不足，病气不足，此阴阳俱不足也，不可刺，刺之则重不足，重②不足则阴阳俱竭，血气皆尽，五脏空虚，筋骨髓枯，老者绝灭，壮者不复矣。形气有余，病气有余，此谓阴阳俱有余也，急泻其邪，调其虚实。故曰：有余者泻之，不足者补之。此之谓也。故曰：刺不知逆顺，真邪相搏，满而补之，则阴阳四溢，肠胃充廓，肝肺内膜，阴阳相错；虚而泻之，则经脉空虚，血气竭枯，肠胃辟，皮肤薄著，毛腠夭焦，予之死期。

凡用针之类，在于调气。气积于胃，以通营卫，各行其道。宗气留于海，其下者，经于气冲；其上③者，走于

---

① 左：原作"右"，据《素问·刺志论》改。
② 重不足：原作"不足"，乐善堂本同，据《灵枢·根结》改。
③ 上：原作"直"，据《灵枢·刺节真邪》改。

息道。故厥在于足，宗气不下，脉中之血，流而不止①，弗之火调，弗能取之。

散气可收，聚气可布。深居静处，占神往来，闭户塞牖，魂魄不散，专意一神，精气之分，毋闻人声，以收其精，必一其神，令志在针，浅而留之，微而浮之，以移其神，气至乃休。男内女外，坚拒勿出，谨守勿内，是谓得气。

刺之而气不至，无问其数；刺之而气至，乃去之，勿复针。针各有所宜，各不同形，各任其所，为刺之要，气至而有效，效之信，若风之吹云，明乎若见苍天，刺之道毕矣。

用针者，必先察其经络之虚实，切而循之，按而弹之，视其应动者，乃后取之而下之。六经调者，谓之不病；虽病，谓之自已。一经上实下虚而不通者，此必有横络盛，加于大经，令之不通，视而泻之，此所谓解结也。上寒下热，先刺其项太阳，久留之，已刺则熨项与肩胛，令热下合乃止，此所谓推而上之者也。上热下寒，视其脉虚②而陷下于经者取之，气下乃止，此所谓引而下之者也。大热遍③身，狂而妄见、妄闻、妄语，视足阳明及大络取之，虚者补之，血而实者泻之，因其偃卧，居其头前，以两手四指夹按头④动脉，久持之，卷而切推，下至缺盆中，

---

① 流而不止：《灵枢·刺节真邪》作"凝而留止"。
② 脉虚：《灵枢·刺节真邪》作"虚脉"。
③ 遍：原作"偏"，据《灵枢·刺节真邪》改。
④ 头：《灵枢·刺节真邪》作"颈"。

而复止如前，热去乃止，此所谓推而散之者也。

帝曰：余闻刺法言，有余者泻之，不足者补之，何谓有余？何谓不足？岐伯曰：有余有五，不足亦有五，帝欲何问？帝曰：愿尽闻之。岐伯曰：神有有余有不足，气有余有不足，血有余有不足，形有余有不足，志有余有不足。凡此十者，其气不等也。帝曰：人有精气、津液、四肢、九窍、五脏、十六部、三百六十五节，乃生百病，百病之生，皆有虚实。今夫子乃言有余有五，不足亦有五，何以生之乎？岐伯曰：皆生于五脏也。夫心藏神，肺藏气，肝藏血，脾藏肉，肾藏志，而此成形。志意通，内连骨髓，而成身形五脏。五脏之道，皆出于经隧，以行血气，血气不和，百病乃变化而生，是故守经隧焉。帝曰：神有余不足，何如？岐伯曰：神有余则笑不休；神不足则悲。血气未并，五脏安定，邪客于形，洒淅起于毫毛，未入于经络也，故命曰神之微。帝曰：补泻奈何？岐伯曰：神有余，则泻其小络之血，出血勿之深斥，无中其大经，神气乃平；神不足，视其虚络，按而致之，刺而利之，无出其血，无泄其气，以通其经，神气乃平。帝曰：刺微奈何？岐伯曰：按摩勿释，著针勿斥，移气于不足，神气乃得复。帝曰：善。气有余不足奈何？气有余则喘咳上气；不足则息利少气。血气不①并，五脏安定，皮肤微病，命曰白气微泄。帝曰：补泻奈何？岐伯曰：气有余，则泻其经隧，无伤其经，无出其血，无泄其气；不足，则补其经

---

① 不：《素问·调经论》作“未”。

隧，无出其气。帝曰：刺微奈何？岐伯曰：按摩勿释，出针视之，曰我将深之，适人必革，精气自伏，邪气散乱，无所休息，气泄腠理，真气乃相得。帝曰：善。血有余不足奈何？岐伯曰：血有余则怒；不足则恐。血气未并，五脏安定，孙络水溢，则经有流①血。帝曰：补泻奈何？岐伯曰：血有余则泻其盛经，出其血；不足则视其虚经，针其脉中，久留而视，脉大，疾出其针，无令血泄。帝曰：刺留血奈何？岐伯曰：视其血络，刺出其血，无令恶血得入于经，以成其疾。帝曰：善。形有余不足奈何？岐伯曰：形有余则腹胀、泾溲不利；不足则四肢不用。血气未并，五脏安定，肌肉蠕动，命曰微风。帝曰：补泻奈何？岐伯曰：形有余，则泻其阳经；不足，则补其阳络。帝曰：刺微②奈何？岐伯曰：取分肉间，无中其经，无伤其络，卫气得复，邪气乃索。帝曰：善。志有余不足奈何？岐伯曰：志有余则腹胀飧泄；不足则厥。血气未并，五脏安定，骨节有动。帝曰：补泻奈何？岐伯曰：志有余则泻，然筋③血者；不足则补其复溜。帝曰：刺未并奈何？岐伯曰：即取之，无中其经，邪所乃能立虚。

血清气浊，疾泻之，则气竭；血浊气涩，疾泻之，则经可通。

---

① 流：《素问·调经论》作"留"。
② 刺微：原作"微刺"，据《素问·调经论》乙转。
③ 然筋：《素问·调经论》同。王冰注为"然谷"。

刺胸腹

刺胸腹者，必以布㦜①著之，乃从单布上刺。刺之不愈，复刺。

标　本

先病而后逆者，治其本；先逆而后病者，治其本；先寒而后生病者，治其本；先病而后生寒者，治其本；先热而后生病者，治其本；先泄而后生他病者，治其本，必且调之，乃治其他病；先病而后中满者，治其标；先病而后泄者，治其本；先中满而后烦心者，治其本。人②有客气，有同气。大小便不利，治其标；大小便利，治其本。病发而有余，本而标之，先治其本，后治其标；病发而不足，标而本之，先治其标，后治其本。谨详察间甚，以意③调之，间者并行，甚为独行。先小大④便不利而后生他病者，治其本也。

针灸手

明目者，可使视色；聪耳者，可使听音；捷辞疾语者可使传论；语徐而安静，手巧而心审谛者，可使行针艾，理血气而调诸逆顺，察阴阳而兼诸方；缓节柔筋而心和调者，可使导引行气；疾毒言语轻人者，可使唾痈咒病；爪

---

① 布㦜（jiǎo 娇）：指布巾。

② 人：原脱，乐善堂本有"人"字，据《素问·标本病传论》补。

③ 以意：原作"息"，乐善堂本作"以意"，据《素问·标本病传论》改。

④ 小大便：乐善堂本作"大小便"。

苦手毒，为事善伤者，可使按积抑痹。各得其能，方乃可行，其名乃彰。不得其人，其功不成，其师无名。故曰：得其人乃言，非其人弗传，此之谓也。手毒者，可使按龟，置龟于器下，而按其上，五十日而死矣。手甘者，复生如故也。

刺宜从时

凡刺之法，必候日月星辰四时八正之气，气定乃刺之。是故天温日明，则人血淖泽而卫气浮，故血易泻，气易行；天寒日阴，则人血凝泣而卫气沉。月始生，则血气始精，卫气始行；月廓满，则血气实，肌肉坚；月廓空，则肌肉减，经络虚，卫气去，形独居。是以因天时而调血气也，是以天寒无刺，天温无疑①。月生无泻，月满无补，月廓空无治，是谓得时而调之也。因天之序②，盛虚之时，移光定位，正立③而待之，故曰：月空而泻，是谓脏虚；月满而补，血气扬溢④，络有留血，命曰重实；月廓空而治，是谓乱经。阴阳相错，真邪不别，沉以留止，外虚内乱，淫邪乃起。

帝曰：星辰八正何候？岐伯曰：星辰者，所以候⑤日月之行也；八正者，所以候八风虚邪以时至者也；四时

---

① 疑：原作"凝"，据《素问·八正神明论》改。
② 序：原作"时"，据《素问·八正神明论》改。
③ 立：原作"时"，据《素问·八正神明论》改。
④ 溢：原作"波"，据《素问·八正神明论》改。
⑤ 候：《素问·八正神明论》作"制"。

者，所以分春夏秋冬之气所在，以时①调之也。八正之虚邪，避之勿犯也。

是故春气在经脉，夏气在孙络，长夏气在肌肉，秋气在皮肤，冬气在骨髓中。春者，天气始开，地气始泄，冻解冰释，水行②经通，故人气在脉。夏者，经满气溢，孙络受血，皮肤充实。长夏者经络皆盛，内溢肌中。秋者，天气始收，腠理闭塞，皮肤引急。冬者，盖藏，血气在中，内著骨髓，通于五脏。是故邪气者，常随四时之气血而入客也。

故用针之服者，必有法则，上视天光，下司八正，以避奇邪，而观百姓，审于虚实，毋犯其邪，是得天之露，遇岁之虚，救而不胜，反受其殃。故曰：必知天忌，乃言针意。

春刺散俞，及③与分理，血出而止，甚者传气，间者环也。夏刺络俞，见血而止，尽气闭环，痛病④必下。秋刺皮肤，循理，上下同法，神变而止。冬刺俞窍于分理，甚者直下，间者散下。春夏秋冬，各有所刺，法其所在。春者，木始治，肝气始生，其风病急⑤，经脉常深，其气少⑥，不能深入，故取络脉分肉间。夏者，火始治，心气始强，脉瘦气弱，阳气溜溢，热熏分腠，内至于经，故取

---

① 时：原脱，据《素问·八正神明论》补。
② 行：原作"道"，据《素问·四时刺逆从论》改。
③ 及：原作"乃"，据《素问·诊要经终论》改。
④ 病：原脱，据《素问·诊要经终论》补。
⑤ 其风病急：《素问·诊要经终论》作"肝气急，其风急"。
⑥ 少：原脱，据《素问·诊要经终论》补。

盛经分腠，绝肤而病去者，邪气浅也。所谓盛经，阳脉也。秋者，金始治，肺将收杀，金得胜火，阳气在合，故阴气初胜，湿气及体，阴气未盛，未能深入，故取俞以泻阴邪，取合以虚阳邪，阳气始衰，故取于合。冬者，水始治，肾方闭，阳气衰少，阴气坚盛，巨阳伏沉，阳脉乃去，故取井以下阴逆，取荥以实阳气，故曰：冬取井荥，春不鼽衄。

正月、二月、三月，人气在左，无刺左足之阳；四月、五月、六月，人气在右，无刺右足之阳；七月、八月、九月，人气在右，无刺右足之阴；十月、十一月、十二月，人气在左，无刺左足之阴。

甲乙日自乘，无刺头，无发蒙于耳内；丙丁日自乘，无振埃①于肩喉廉泉；戊己日自②乘四季，无刺足③去爪泻水；庚辛④日自乘，无刺关节⑤于股膝；壬癸日自乘，无刺足胫。

随日之长短，各以为纪而刺之。谨候其时，病可与期；失时反候者，百病不治。故曰：刺实者，刺其来也；刺虚者，刺其去也。此言气存亡之时，以候虚实而刺之。候气之所在而刺之，是谓逢时。病⑥在于三阳，必候其气

---

① 埃：原作"挨"，据《灵枢·五禁》改。
② 自：原脱，据《灵枢·五禁》补。
③ 足：《灵枢·五禁》作"腹"。
④ 辛：原作"申"，据《灵枢·五禁》改。
⑤ 节：原作"骨"，据《灵枢·五禁》改。
⑥ 病：原脱，《灵枢·卫气行》同。据《针灸甲乙经》及《太素》补，与下"病在于三阴"为对文。

在于阳而刺之；病在三阴，必候其气在于阴而刺之。

五夺不可泻

形肉已脱，一夺也；大脱血之后，是二夺也；大汗出之后，是三夺也；大泄之后，是四夺也；新产、大血之后，是五夺也。此皆不可泻。

刺逆四时

春刺夏分，脉乱气微，入淫骨髓，病不能愈①，又且少气。春刺秋分，筋挛逆气，环为咳嗽，病不愈，令人时惊，又且哭。春刺冬分，邪气著脏，令人胀，病不愈，又且欲言语。夏刺春分，病不愈，令人懈惰。夏刺秋分，病不愈，令人欲无言，惕惕如人将捕之。夏刺冬分，病不愈，令人少气，时欲怒。秋刺春分，病不已，令人惕然欲有所为，起而忘之。秋刺夏分，病不已，令人益嗜卧，又且善梦。秋刺冬分，病不已，令人洒洒时寒。冬刺春分，病不已，令人欲卧不能眠，眠而有见。冬刺夏分，病不愈，令人上气②，发为诸痹。冬刺秋分，病不已，令人善渴。

春刺络脉，血气外溢，令人少气。春刺肌肉，血气环逆，令人上气。春刺筋骨，血气内著，令人腹胀。夏刺经脉，血气乃竭，令人解㑊。夏刺肌肉，血气内却，令人善悲③。夏刺筋骨，血气上逆，令人善怒。秋刺经脉，血气

---

① 愈：此下《素问·诊要经终论》有"令人不嗜食"。

② 上气：《素问·诊要经终论》作"气上"。

③ 悲：《素问·四时刺逆从论》作"恐"。

上逆，令人善忘。秋刺络脉，气不外行，令人卧不欲动。秋刺筋骨，血气内散，令人寒栗。冬刺经脉，血气皆脱，令人目不明。冬刺络脉，内气外泄，留为大痹。冬刺肌肉，阳气竭绝，令人善忘。凡此四时刺者，大逆之病，不可不从也；反之则生乱，气相淫，病焉。

刺避

凡刺胸腹者，必避五脏。中心者，还死，其动为噫；中肝者，五日死，其动为语；中脾者，十日死，其动为吞；中肾者，六日死，其动为嚏；中肺者，三日死，其动为咳；中胆者，一日半死，其动为呕；中膈者，皆为伤中，其病虽愈，不过一岁必死。刺避五脏者，知逆从也。所谓从者，膈与脾肾之处，不知者反之。

刺跗上，中大脉，血出不止，死；刺面上，中溜脉，不幸为盲；刺头，中脑户，入脑立死；刺舌下，中大脉太过，血出不止为喑；刺足下布络，中脉，血不出为肿；刺郄_{委中穴}中大脉，令人仆、脱色；刺气冲①，中脉，血不出为肿、鼠仆；刺脊间，中髓为伛；刺乳上，中乳房，为肿、根蚀；刺缺盆中，内陷气泄，令人喘咳逆；刺手鱼腹，内②陷为肿。

无刺大醉，令人气乱；无刺大怒，令人气逆；无刺大劳人，无刺新饱人，无刺大渴人。

病有胁下，道二三岁不已，名曰息积。此不妨于食，

---

① 气冲：《素问·刺禁论》作"气街"。

② 内：原作"中"，据《素问·刺禁论》改。

不可灸刺。

毋损不足者，身羸瘦，毋用镵石也。

刺阴股，中大脉，血出不止，死；刺客主人，内陷中脉，为内漏、为聋；刺膝膑出液，为跛；刺臂太阴脉，出血多，立死；刺足少阴脉，重虚出血，为舌难以言；刺膺中陷，中肺，为喘逆仰息；刺跗中，内陷气归之，不得屈伸；刺阴股下三寸，内陷令人遗溺；刺腋下胁间，内陷令人咳；刺小腹，中膀胱溺出，令人小腹满；刺腨肠，内陷为肿；刺匡上陷骨，中脉，为漏、为盲；刺关节中液出，不得屈伸。

无刺熇熇之热，无刺浑浑之脉，无刺漉漉之汗，无刺病与脉相逆者。

窥门而刺之者，死于家中；入门而刺之者，死于堂上。

新内勿刺，已刺勿内；已醉勿刺，已刺勿醉；新怒勿刺，已刺勿怒；新劳勿刺，已刺勿劳；已饱勿刺，已刺勿饱；已饥勿刺，已刺勿饥；已渴勿刺，已刺勿渴。

乘车来者，卧而休之，如食顷，乃刺之；出行来者，坐而休之，如行十里顷①，乃刺之。大惊大恐，必定其气，乃刺之。

禁太过不及

病浅针深，内伤良肉，皮肤为痈。病深针浅，病气不泻，反为大脓。病小针大，气泄太甚，疾反为害。病大针

---

① 顷：原脱，据《灵枢·终始》补。

小，气不泄泻，亦复为败。失针之宜，大者泻，小者不移。

病有浮沉，刺有浅深，各至其理，无过其道。过之则肉①伤，不及则生外壅，壅则邪从之。浅深不得，反为大贼，内动五脏，后生大病。故曰：病有在毫毛腠理者，有在肌肉者，有在脉者，有在筋者，有在骨者，有在髓者。是故刺毫毛腠理无伤皮，皮伤则内动肺，肺动则秋病温疟，泝泝②音素然寒栗。刺皮无伤肉，肉伤则内动脾，脾动则七十二日四季之月病腹胀、烦、不嗜食。刺肉无伤脉，脉伤则内动心，心动则夏病心痛。刺脉无伤筋，筋伤则内动肝，肝动则春病热而筋弛③。刺筋无伤骨，骨伤则内动肾，肾动则冬病胀、腰痛。刺骨无伤髓，髓伤则销铄、胻酸、解㑊然不去矣。

刺骨无伤筋者，针至筋而去，不及骨也。刺筋无伤肉者，至肉而去，不及筋也。刺脉无伤肉者，至脉而去，不及肉也。刺脉无伤皮者，至皮而去，不及脉也。所谓刺皮无伤肉者，病在皮中，针入皮中，无伤肉也。刺肉无伤筋者，过肉中筋也。刺筋无伤骨者，过筋中骨也。此谓之久也。"久"疑作"失"。

夫气之在脉也，邪气在上，浊气在中，清气在下。故针陷脉则邪气出，针中脉则浊气出，针太深则邪气反沉，

---

① 肉：《素问·刺要论》作"内"。
② 泝泝：原作"沂沂"，据《素问·刺要论》改。泝泝，恶寒貌。
③ 弛：原作"驰"，据《素问·刺要论》改。

病益。故曰：皮肉筋脉①，各有所宜，各不同形，各以任其所宜。无实实，无虚虚，损不足而益有余，是谓病甚。病益甚②取五脉者死，取三脉者恇，夺阴者死，夺阳者狂，针害毕矣。

五节刺

振埃者，刺外经，去阳病。阳③气大逆，上满于胸中，愤瞋息肩，大气逆上，喘喝坐伏，病恶埃烟，噎不得息④，取之天容；其咳上气，穷诎胸痛者，取之廉泉。取天容者，无过一里；取廉泉者，血变而止。

发朦者，耳无所闻，目无所见，刺腑输，去腑病。刺此，必于日中，刺其听宫，中其眸子，声闻于耳，此其输也。刺邪以手坚按其两鼻而疾偃，其声必应于针。

去爪者，乃刺关节肢络。腰脊者，身之大关节也；肢胫⑤者，人之管以趋翔也；茎垂者，身中之机，阴精之候，津液之道也。饮食不节，喜怒不时，津液内溢，乃下留于睾，血道不通，日大不休，俯仰不便，趋翔不能，此病荥然有水，不上不下，铍石所取，形不可匿，常不得蔽。

彻衣者，言尽刺诸阳之奇输，未有常处也。是阳气有余，而阴气不足。阴气不足则内热，阳气有余则外热。内热相搏，热于怀炭，畏绵帛近，不可近身，又不可近席。

---

① 皮肉筋脉：此下《灵枢·九针十二原》有"各有所处病"。
② 甚：原作"其"，据《灵枢·九针十二原》改。
③ 阳：原作"阴"，据《灵枢·刺节真邪》改。
④ 噎不得息：咽部堵塞，呼吸不畅。
⑤ 胫：原作"经"，据《灵枢·刺节真邪》改。

腠理闭塞则汗不出，舌焦唇槁，腊干嗌燥，饮食不让美恶。于天府、大杼三痏，又刺中膂以去其热，补足手太阴以去其汗，热去汗稀，疾于彻衣。

解惑者，尽知调阴阳，补泻有余不足，相倾移也。大风在身，血脉偏虚，虚者①不足，实者有余，轻重不得，倾侧宛伏，不知东西，不知南北，乍上乍下，乍反乍覆，颠倒无常，甚于迷惑。泻其有余，补其不足，阴阳平复，用针若此，疾于解惑。

五脏病刺

肝病者，两胁下满②引小腹，令人善怒；虚则目䀮䀮无所见、耳③无所闻、善恐如人将捕之。取其经，厥阴与少阳。气逆则头痛、耳聋不聪④，取血者。

心病者，胸中痛，胁支满，胁下痛，膺背肩胛间痛，臂内痛；虚则胸腹大，胁下与腰相引而痛。取其经，少阴、太阳、舌下血者。其变病，刺郄中血者。

脾病者，身重，善饥，肉痿，足不收，行善瘈，脚下痛；虚则腹满，肠鸣，飧泄，食不化。取其经，太阴⑤、阳明、少阴血者。

肺病者，喘咳逆气，肩背痛，汗出，尻冷⑥，阴股膝

---

① 者：原作"都"，据《灵枢·刺节真邪》改。
② 满：《素问·脏气法时论》作"痛"。
③ 耳：原作"身"，据《素问·脏气法时论》改。
④ 不聪：此下《素问·脏气法时论》有"颊肿"。
⑤ 阴：原作"阳"，据《素问·脏气法时论》改。
⑥ 冷：《素问·脏气法时论》无此字。

髀腨胻足皆痛；虚则少气，不能报息，耳聋，嗌干。取其经，太阴、足太阳之外厥阴内血者。

肾病者，腹大，胫肿，喘咳，身重，寝汗出，憎风；虚则胸中痛，大腹小腹痛，清厥意不乐。取其经，少阴、太阳血者。

太阳脏独至，厥，喘，虚，气逆，是阴不足，阳有余也，表里俱当泻，取之下俞。

阳明脏独至，是阳气重并也，当泻阳补阴，取下俞。

少阳脏独至，是厥气也，跻前卒大，取之下俞。少阳独至者，一阳之过也。

太阴脏搏者，用心省真，五脉气少，胃气不平，三阴也，宜治其下俞，补阳泻阴。一阳独啸，少阳厥也，阳并与上，四脉①争张，气满②于肾。宜治其经络，泻阳补阴。一阴至，厥阴之治也。真虚痟心，厥气留薄，发为白汗，调食和药，治在下俞。

五脏有疾，当取十二原。十二原者，五脏之所禀三百六十五节气味也。五脏有疾也，应出十二原。十二原各有所出，明知其原，观其应，而知五脏之害。阳中之少阴，肺也，其原出于太渊，太渊二。阳中之太阳，心也，其原出于大陵，大陵二。阴中之少阳，肝也，其原出于太冲，太冲二。阴中之至阴，脾也，其原出于太白，太白二。阴中之太阴，肾也，其原出于太溪，太溪二。膏之原出于鸠

---

① 脉：原作"肢"，据《素问·经脉别论》改。
② 满：《素问·经脉别论》作"归"。

尾，鸠尾一。肓之原出于脖䀼，脖䀼一。凡此十二原者，主治五脏六腑之有疾者也。

刺弊

脉气盛而血虚者，刺之则脱气，脱气则仆。血气俱盛而阴气多者，其血滑，刺之则射；阳气蓄积，久留而不泻者，其血黑以浊，故不能射。新饮而液渗于络，而未合和于血也，故血出而汁别焉。其不新饮者，身中有水，久则为肿。阴气积于阳，其气因于络，故刺之血未出而气先行，故肿①。阴阳之气，其新相得而未和合，因而泻之，则阴阳俱脱，表里相离，故脱色而苍苍然。刺之血出多，色不变，烦闷者，刺络而虚经，虚经之属于阴者，阴脱，故烦闷。阴阳相得而合为痹者，此为内溢于经，外注于络，如是者，阴阳俱有余，虽多出血，而弗能虚也。帝曰：相之奈何？曰：血脉者，盛坚横以赤，上下无常处，小者如针，大者如筋，则而泻之万全也。故无失数矣。失数而反，各如其度。帝曰：针入而肉著者，何也？曰：热气因于针则针热，热则②著于针，故坚焉。

妄用砭石，后遗身咎，此治之二失也。

窥门而刺之者，死于家中；入门而刺之者，死于堂上。

血气不同形

帝曰：余闻九针于夫子，而行之于百姓。百姓之血气

---

① 肿：原脱，据《灵枢·血络论》补。

② 则：此下《灵枢·血络论》有"肉"。

各不同形：或神动而气先针行；或气与针相逢；或针以出，气独行；或数刺乃知；或发针而气逆；或数刺病益剧。凡此六者，各不同形，愿闻其方。岐伯曰：重阳之人，其神易动，其气易往也。重阳之人，熇熇高高，言语善疾，举足善高，心肺之脏气有余，阳气滑盛而扬，故神动而气先行。重阳之人而神不先行者，此人颇有阴者也。多阳者多喜，多阴者多怒，数怒者易解，故曰：颇有阴。其阴阳之离合难，故其神不能先行。阴阳和调而血气淖泽滑利，故针入而气出，疾而相逢也。其阴气多而阳气少，阴气沉而阳气浮者，内藏，故针已出，气乃随其后，故独行也。人之多阴而少阳，其气沉而气往难，故数刺乃知也。针入而气逆者，其气逆与其数刺病益甚者，非阴阳之气，浮沉之势也，此皆粗工之所败，上之所失①，其形气无过焉。

十二络缪刺缪，如纠缪，纪纲

帝曰：余闻缪刺，未得其意。岐伯曰：邪客于皮毛，入于孙络，留而不去，闭塞不通，不得入于经，流溢于大络，而生奇病也。夫邪客大络者，左注右，右注左，上下左右，与经相干，而布于四末。其气无常处，不入于经俞，命曰缪刺。帝曰：愿闻缪刺，以左取右，以右取左，奈何？其与巨刺，何以别之？曰：络病者，其痛与经脉缪处，故命曰缪刺。客于足少阴之络，令人卒心痛，暴胀，

---

① 上之所失：《灵枢·行针》作"工之所失"。

胸胁支满。无积者，刺然骨之前出血，如食顷而已，左取右①，右取左。病新发者，取五日已。邪客于手少阳之络，令人喉痹，舌卷，口干，心烦，臂外廉痛，手不及头，刺手中指次指爪甲上去端如韭叶各一痏，壮者立已，老者有顷已，左取右，右取左，此②新病数日已。邪客于足厥阴之络，令人卒疝暴痛，刺足大指爪甲上与肉交者，各一痏，男子立已，女子有顷已，左取右，右取左。邪客于足太阳之络，令人头项肩痛，刺足小指爪甲上与肉交者各一痏，立已。不已，刺外踝下三痏，左取右，右取左，如食顷已。邪客于手阳明之络，令人气满胸中，喘息而支胠，胸中热，刺手大指次指爪甲上去端如韭叶各一痏，左取右，右取左，如食顷已。邪客于臂掌之间，不可得屈，刺其踝后，先以指按之，痛乃刺之，以月死生为数，月生一日一痏，二日二痏，十五日十五痏，十六日十四痏。邪客于足阳跻之脉，令人目痛，从内眦始，刺外踝之下半寸所各二痏，左刺右，右刺左，如行十里顷而已。人有所堕坠，恶血留内，腹中满胀，不得前后，先饮利药，此上伤厥阴之脉，下伤少阴之络。刺足内踝之下，然骨之前血脉，出血；刺足跗上动脉。不已，刺三毛上各一痏，见血立已，左刺右，右刺左。邪客于手阳明之络，令人耳聋，时不闻音，刺手大指次指爪甲上去端如韭叶各一痏，立闻。不已，刺中指爪甲上与肉交者，立闻。其不时闻者，

---

① 左取右：此上《素问·缪刺论》有"不已"。
② 此：原作"比"，据《素问·缪刺论》改。

不可刺也。耳中生风者，亦刺之如此数，左刺右，右刺左。凡痹往来，无①常处者，在分肉间痛而刺之，以月死生为数。用针者，随气盛衰，以为痏数，针过其日数则脱气，不及日数则气不泻，左刺右，右刺左，病已止。不已，复刺之如法。月生一日一痏，二日二痏，渐多，至十五日十五痏，十六日十四痏，渐少之。邪客于足阳明之经，令人鼽衄，上齿寒，刺足中指次指爪甲上与肉交者各一痏，左刺右，右刺左。邪客于足少阳之络，令人胁痛不得息，咳而汗出，刺足小指次指爪甲上与肉交者各一痏，不得息立已，汗出立止，咳者温衣饮食，一日已，左刺右，右刺左，病立已。不已，复刺如法。邪客于足少阴之络，令人嗌痛，不可内食，无故善怒，气上走贲上，刺足下中央之脉，各三痏，凡六刺，立已，左刺右，右刺左。邪客于足太阴之络，令人腰痛引小腹控䏚②，不可以仰息，刺腰尻之③两胂之上，是腰俞，以月死生为痏数，发针立已，左刺右，右刺左。邪客于足太阳之络，令人拘挛背急，引胁而痛。刺之，从项始，数脊椎、夹脊，疾按之，应手如痛，傍刺之三痏，立已。邪客于足少阳之络，令人留于枢中痛，髀不可以举，刺枢中以毫针，寒则久留针，以月死生为痏④数，立已。治诸经，刺之所过者，不病则缪刺之。耳聋，刺手阳明，不已，刺其通脉出耳前者。齿

---

① 无：此上《素问·缪刺论》有"行"。
② 䏚（miǎo 秒）：即季胁之下空软处。
③ 之：此下《素问·缪刺论》有"解"。
④ 痏：原脱，据《素问·缪刺论》补。

齲，刺手阳明，不已，刺其脉入齿中者，立已。邪客于五脏之间，其病也，脉引而痛，时来时止，视其病，缪刺之，于手足爪甲上视其脉，出其血，间一日一刺，一刺不已，五刺已。缪传引上齿，齿唇寒痛，视其手背脉血者出之，足阳明中指爪甲上一痏，手大指次指爪甲上一痏，立已，左取右，右取左。邪客于手足少阴、太阴、足阳明之络，此五络皆会于耳中，上络左角。五络俱竭，令人身脉皆动，而形无知也，其状若尸，或曰尸厥。刺其足大指内侧爪甲上去端如韭叶，后刺足心，后刺足中指爪甲上各一痏，后刺手大指内侧，去端如韭叶，后刺手心主、少阴锐骨之端，各一痏，立已。不已，以竹管吹其两耳，剃其左角之发方一寸，燔治，饮以美酒一杯，不能饮者，灌之，立已。有痛而经不病①者，缪刺之，视其皮部，有血络者，尽取之。此缪刺之数也。

身形有病，九候莫病，则缪刺之。

经 刺

岐伯曰：夫邪之客于形也，必先舍于皮毛；留而不去，入于孙络；留而不去，入于络脉；留而不去，入于经脉，内连五脏，散于肠胃，阴阳俱感②，五脏乃伤。此邪之从皮毛而入，极于五脏之次也，如此则治其经焉。

凡刺之数，先视其经脉，切而从之，审其虚实而调之，不调者，经刺之。

① 病：原作"痛"，据《素问·缪刺论》改。
② 感：原作"盛"，据《素问·缪刺论》改。

不盛不虚，以经取之。

巨刺_{缪刺，刺络脉；巨刺，刺经脉}

痛在于左而右脉病者，则巨刺之。

邪客于经，左盛则右病，右盛则左病，亦有移易者。左痛未已，而右脉先病，如此者必巨刺之。必中其经，非络脉也。

脉　刺

人迎一盛，病在足少阳；一盛而躁，病在手少阳。人迎二盛，病在足太阳；二盛而躁，病在手太阳。人迎三盛，病在足阳明；三盛而躁，病在手阳明。人迎四盛，且大且数，名曰溢阳，溢阳为外格。脉口一盛，病在足厥阴；厥阴一盛而躁，在手心主。脉口二盛，病在足少阴；二盛而躁，在手少阴。脉口三盛，病在足太阴；三盛而躁，在手太阴。脉口四盛，且大且数者，名曰溢阴，溢阴①为内关，内关不通，死不治。人迎与太阴脉口俱盛四倍以上，命曰关格，关格者与之短期。人迎一盛，泻足少阳而补足厥阴，二泻一补，日一取之，必切而验之，疏取之，上气和乃止。人迎二盛，泻足太阳，补足少阴，二泻一补，二日一取之，必切而验之，疏取之，上气和乃止。人迎三盛，泻足阳明而补足太阴，二泻一补，日二取之，必切而验之，疏取之，上气和乃止。脉口一盛，泻足厥阴而补足少阳，二补一泻，日一取之，必切而验之，疏而

---

① 阴：原作"阳"，据《灵枢·终始》改。

取，上气和乃止。脉口二盛，泻足少阴而补足太阳，二补一泻，二日一取之，必切而验之，疏取之，上气和乃止。脉口三盛，泻足太阴而补足阳明，二补一泻，日二取之，必切而验之，疏而取之，上气和乃止，所以日二取之者。太阳[1]主胃，大富于谷气，故可日二取之也。人迎与脉口俱盛三倍以上，命曰阴阳俱溢。如是者，不开则血脉闭塞，气无所行，流淫于中，五脏内伤。如是者，因而灸之，则变易而为他病矣。

浅深[2]上下所宜

补须一方实，深取之，稀按其痏，以极出其邪气；一方虚，浅刺之，以养其脉，疾按其痏，无使邪气得入。邪气来也紧而疾，谷气来也徐而和。脉实者，深刺之，以泄其气；脉虚者，浅刺之，使精气无得出，以养其脉，独出其邪气。刺诸痛者，其脉皆实。故曰：从腰以上者，手太阴、阳明皆主之；从腰以下者，足太阴、阳明皆主之。病在上者，下取之；病在下者，高取之；病在头者，取之足；病在腰[3]者，取之腘。病生于头者，头重；生于手者，臂重；生于足者，足重；治病者，先刺其病所从生者也。春气在毛，夏气在皮肤，秋气在分肉，冬气在筋骨。刺此病，各以其时为齐。故刺肥人者，秋冬之齐；刺瘦人者[4]，春夏之齐。病痛，阴也；痛而以手按之不得者，阴也，深

---

① 太阳：《灵枢·终始》同。据其文意和医理，当作"太阴"。
② 浅深：原作"深浅"，据目录乙转。
③ 腰：《灵枢·终始》作"足"。
④ 者：原脱，据《灵枢·终始》补。

刺之。病在上者，阳也；病在下者，阴也；痒者，阳也，浅刺之。病先起于阴者，先治其阴而后治其阳；病先起于阳者，先治其阳而后治其阴。刺热厥者，留针反为寒；刺寒厥者，留针反为热。刺热厥者，二阴一阳；刺寒厥者，二阳一阴。所谓二阴者，二刺①阴也；一阳者，一刺阳也。久病者，邪气入深，刺此者，深内而久留之，间日而复②刺之。必先调其左右，去其血脉。刺道毕矣。凡刺之法，必察其形气，形肉未脱，少气而脉又躁，躁厥者，必为缪刺之。

脉之所居深不见者，刺之微内针而久留之，以致其空脉气也。脉浅者勿刺，按绝其脉乃刺之，无令精出，独出其邪气耳。所谓三刺则谷气出者，先浅刺绝皮，以出阳邪；再刺则阴邪出者，少益深，绝皮致肌肉，未入分肉间也；已入分肉之间，则谷气出。故《刺法》曰：始浅刺之，以逐邪气，而来血气；后刺深之，以致阴气之邪；最后刺极深之，以下谷气。此之谓也。

人身左右上下虚实不同刺

天不足西北，故西北方阴也，而人右耳目不如左明也。地不满东南，故东南方阳也，而人左手足不如右强也。东方阳也，阳者，其精并于上，并于上则上明而下虚，故使耳目聪明而手足不便也。西方阴也，阴者，其精并于下，并于下则下盛而上虚，故其耳目不聪明而手足便也。故俱感于邪，其在上则右甚，在下则左甚。此天地阴

① 二刺：原作"刺二"，据《灵枢·终始》改。
② 复：原作"后"，据《灵枢·终始》改。

阳所不能全也，故邪居之。故天有精，地有形，天有八纪，地有五里，故能为万物之父母。清阳上天，浊阴归地，是故天地之动静，神明之纲纪，故能以生长收藏，终而复始。惟贤人上配天以养头，下象地以养足，中傍人事以养五脏。天气通于肺，地气通于嗌，风气通于肝，雷气通于心，谷气通于脾，雨气通于肾。六经为川，肠胃为海，九窍为水注之气。以天地为之阴阳，阳之汗，以天地之雨名①之；阳之气，以天地之疾风名之。暴风②象雷，逆气象阳。故治不法天之纪，不用地之理，则灾害至矣。故邪风之至，疾如风雨。故善治者治皮毛，其次治肌肤，其次治筋脉，其次治六腑，其次治五脏。治五脏者，半死半生也。故天之邪气，感则害人五脏；水谷之寒热，感则害于六腑；地之湿气，感则害皮肉筋脉。故善用针者，从阴引阳，从阳引阴，以右治左，以左治右，以我知彼，以表知里，以观过与不及之理，见微得③过，用之不殆。

气清④浊浅深刺

受谷气者浊，受气者清；清者注阴，浊者注阳。浊而清者，上出于咽；清而浊者，则下行。清浊相干，命曰乱气。帝曰：夫阴清而阳浊，浊者有清，清者有浊，清浊别之奈何？岐伯曰：气之大别，清者上注于肺，浊者下走于胃。胃之清气，上出于口；肺之浊气，下注于经，内积于

---

① 名：原作“明”，据《素问·阴阳应象大论》改。
② 风：《素问·阴阳应象大论》作“气”。
③ 得：原作“则”，据《素问·阴阳应象大论》改。
④ 清：此上原有“血”字，据目录删。

海。帝曰：诸阳皆浊，何阳浊甚乎？岐伯曰：手太阳独受阳之浊，手太阴独受阴之清。其清者，上走空窍，其浊者，下行诸经。诸阴皆清，足太阴独受其浊。清者其气滑，浊者其气涩，此气之常也。故刺阴者，深而留之；刺阳者，浅而疾之；清浊相干者，以数调之。

死期不可刺

病发于心：一日而之肺，三日而之肝，五日而之脾，三日不已，死。冬夜半，夏日中。病先发于肺，三日而之肝，一日而之脾，五日而之胃，十日不已，死。冬日入，夏日出。病先发于肝，三日而之脾，五日而之胃，三日而之肾，三日不已，死。冬日入，夏早食。病发于脾，一日而之胃，二①日而之肾，三日而之膂膀胱，十日不已，死。冬人定，夏晏食。病先发于胃，五日而之肾，三日而之膂膀胱②，五日而上之心，二日不已，死。冬夜半，夏日昳③。病先发于肾，三日而之膂膀胱，三日而上之心，三日而之小肠，三日不已，死。冬大晨，夏早晡④。病先发于膀胱，五日而之肾，一日而之小肠，一日而之心，二日不已，死。冬鸡鸣，夏下晡。诸病以次相传，如是者，皆有死期，不可刺也，间一脏及三⑤四脏者，乃可刺也。

---

① 二：原作"三"，据《灵枢·病传》改。

② 十日……膀胱：此 28 字原脱，据《灵枢·病传》补。

③ 昳：原作"眛"，据《灵枢·病传》改。

④ 早晡：晡时，古代表示时间段的名词，当下午 3 时至 5 时。早晡，将近晡时。

⑤ 三：《灵枢·病传》前有"二"字。

卷之二下

五乱刺

清气在阴，浊气在阳，营气顺脉，卫气逆行，清浊相干，乱于胸中，是谓大闷。故气乱于心，则烦心密嘿，俯首静伏；乱于肺，则俯仰喘喝，按手以呼；乱于肠胃，则为霍乱；乱于臂胫，则为四厥；乱于头，则为厥逆，头重，眩仆。曰：五乱刺者，刺之有道乎？曰：有道以来，有道以去，审知其道，是谓身宝。曰：愿闻其道。曰：气在于心者，取之手少阴、心主之俞；气在于肺者，取之于手太阴荥、足少阴俞；气在于肠胃者，取之足太阴、阳明，不下者，取之三里；气在于头者，取之天柱、大杼，不知，取足太阳荥俞；气在臂足，取之先去血脉，后取其阳明、少阳之荥俞。曰：补泻奈何？曰：徐入徐出，谓之道气①；补泻无形，谓之同精。是非有余不足也，乱气之相逆也。

气血盛衰

足阳明之上，血气盛则髯美长；血少气多则髯短；故气少血多则髯少；血气皆少则无髯，两吻多画。足阳明之下，血气盛则下毛美长至胸；血多气少则下毛美短至脐，行则善高举足，足指少肉，足善寒；血少气多则肉而善

---

① 道气：《灵枢·五乱》作"导气"。

瘃；血气皆少则无毛，有则稀枯悴，善痿厥足痹。足少阳之上，气血盛则通髯美长；血多气少则通髯美短；血少气多则少髯；血气皆少则无须；感于寒湿则善痹，骨痛爪枯也。足少阳之下，血气盛则胫毛美长，外踝肥；血多气少则胫毛美短，外踝皮坚而厚；血少气多则胻毛少，外踝皮薄而软；血气皆少则无毛，外踝瘦而无肉。足太阳之上，血气盛则眉美，眉有毫毛；血多气少则恶眉，面多少理；血少气多则面多肉；血气和则美色。足太阴①之下，血气盛则跟肉满、踵坚；气少血多则瘦、跟空；血气皆少则善转筋，踵下痛。手阳明之上，血气盛则髭美；血少气多则髭恶；血气皆少则无髭。手阳明之下，血气盛则腋下毛美，手鱼肉以温；气血皆少则手瘦以寒。手少阳之上，血气盛则眉美以长，耳色美；血气皆少则耳焦恶色。手少阳之下，血气盛则手卷多肉以温；血气皆少则寒以瘦；气少血多则瘦以多脉。手太阳之上，血气盛则有多须，面多肉以平；血气皆少则面瘦恶色。手太阳之下，血气盛则掌肉充满；血气皆少则掌瘦以寒。曰：刺之有约乎？曰：眉美者，足太阳之脉气血多；恶眉者，气血少；其肥而泽者，血气有余；肥而不泽者，气有余，而血不足；瘦而无泽者，气血俱不足。审察其形气有余不足而调之，可以知逆顺矣。

曰：妇人无须者，无血气乎？曰：冲脉、任脉，皆起

---

① 足太阴：《灵枢·阴阳二十五人》同。据文意和医理当作"足太阳"。

于胞中，上循背里，为经络之海。其浮而外者，循腹右，上行会于咽喉，别而络唇口。血气盛则充肤热肉，血独盛则澹渗皮肤，生毫毛。今妇人之生，有余于气，不足于血，以其数脱血也，冲任之脉，不荣口唇，故须不生焉。曰：士人有伤于阴，阴气绝而不起，阴不用，然其须不去，其故何也？宦者独去何也？曰：宦者去其宗筋，伤其冲脉，血泻不复，皮肤内结，唇口不荣，故须不生。曰：其有天宦者，未尝被伤，不脱于血，然其须不生，其故何也？曰：此天之所不足也，其任冲不盛，宗筋不成，有气无血，唇口不荣，故须不生。

耐痛

人之骨强，筋弱，肉缓，皮肤厚者耐痛，其于针石之痛，火焫亦然。黑色而美骨者，耐火焫；坚肉薄皮者，不耐针石之痛，于火焫亦然。

五逆

帝曰：余闻刺有五逆。曰：病与脉相逆。热病脉静，汗已出，脉盛躁，是一逆也。病泄，脉洪大，二逆也。著痹①不移，䐃②肉破，身热，脉偏绝，三逆也。淫而夺形，身热，色夭然白，及后下血衃，血衃笃重，四逆也。寒热夺形，脉坚搏，五逆也。

三刺谷气

一刺则阳邪出，再刺则阴邪出，三刺则谷气至，谷气

① 痹：原作"脾"，据《灵枢·五禁》改。
② 䐃：原作"胭"，据《灵枢·五禁》改。

至而止。所谓谷气至者，已补而实，已泻而虚，故已知谷气至也。

热

肝热病者，小便先黄，腹痛，多卧，身热；热争则狂言及惊，胁满痛，手足躁，不得安卧。庚辛甚，甲乙大汗，气逆则庚辛死。刺足厥阴、少阳。其逆则头痛员员①，脉引冲头也。心热病者，先不乐，数日乃热；热争则卒心痛，烦闷，善呕，头痛，面赤，无汗。壬癸甚，丙丁大汗，气逆则壬癸死。刺手少阴、太阳。脾热病者，先头重，颊痛，烦心，颜青，欲呕，身热；热争则腰疼不可用俯仰，腹满泄，两颔痛。甲乙甚，戊己大汗，气②逆则甲乙死。刺足太阴、阳明。肺热病者，先淅然，厥，起毫毛，恶风寒，舌上黄，身热；热争则喘咳，痛走胸膺背，不得大息，头痛不堪，汗出而寒。丙丁甚，庚辛大汗，气逆则丙丁死。刺手太阴、阳明出血如大豆，立已。肾热病者，先腰痛胻酸，苦渴数饮，身热；热争则项痛而强，胻寒且酸，足下热，不欲言，其逆则项痛员员澹澹然。戊己甚，壬癸大汗，气逆则戊己死。刺足少阴、太阳。诸汗者，至其所胜日，汗出也。肝热病者，左颊先赤；心热病者，颜先赤；脾热病，鼻先赤；肺热病，右颊先赤；肾热病者，颐先赤。病虽未发，见赤色者刺之，名曰治未病。热病从部所起者，至期而已；其刺之反者，三周而已；重

---

① 员员：眩晕貌。
② 气：原脱，据《素问·刺热》补。

逆则死。诸当汗者，至其所胜日，汗大出也。诸治热病，以饮之寒水，乃刺之；必寒衣之，居止寒处，身寒而止也。热病先胸胁痛，手足躁，刺足少阳，补足太阴，病甚者为五十九刺。热病始手臂痛者，刺手阳明、太阴而汗出止；热病始于头首者，刺项太阳而汗出止；热病始于足胫者，刺足阳明而汗出止；热病先身重骨痛，耳聋好瞑，刺足少阴，病甚为五十九刺；热病先眩冒而热，胸胁满，刺足少阴、少阳。太阳之脉，色荣颧骨，热病也；营未交①，曰：今且得汗，待时而已；与厥阴脉争见者，死期不过三日。其热病内连肾，少阳之脉色也。少阳之脉，色荣颊前，热病也；营未交，曰今且得汗，待时而已；与少阴脉争见者，死期不过三日。热病气穴，三椎下间主胸中热；四椎下间主膈中热；五椎下间主肝热；六椎下间主脾热；七椎下间主肾热。营在骶也，项上三椎陷者中也。颊下逆颧为大瘕，下牙车为腹满，颧后为胁痛，颊上，膈上也。

头上五行、行五②者，以泄诸阳之热逆也。大杼、膺俞、缺盆、背俞，此八者，以泻胸中之热也。气冲、三里、巨虚上下廉，此八者，以泻胃中之热也。云门、髃③骨、委中、髓空，此八者，以泻四肢之热也。五脏俞傍五者，此十者，以泻五脏之热也。

热病不可刺者九：一曰汗不出，大颧发赤，哕者，死；二曰泄而腹满甚者，死；三曰目不明，热不已者，

---

① 营未交：原脱，据《素问·刺热》补。
② 五：原作"行"，据《素问·水热穴论》改。
③ 髃：原作"髁"，据《素问·水热穴论》改。

死；四曰①婴儿热而腹满，死；五曰汗不出，呕，下血者，死；六曰舌本烂，热不已者，死；七曰咳而衄，汗不出，出不至足者，死；八曰髓热者，死；九曰热而痉者，死，腰折瘛疭，齿噤齘②也。凡此九者，不可刺也。

疟

足太阳之疟，令人腰痛头重，寒从背起，先寒后热，熇熇暍暍③然，热止汗出，难已，刺郄中出血。足少阳之疟，令人身体解㑊，寒不甚，热不甚，恶见人，见人心惕惕然，热多汗出甚，刺足少阳。足阳明之疟，令人先寒，洒淅寒甚，久乃热，热去汗出，喜见日月光火气乃快然，刺足阳明跗上。足太阴之疟，令人不乐，好太息，不嗜食，多寒热汗出，病至则善呕，呕已乃衰，则取之。足少阴之疟，令人呕吐，甚多寒热，热多寒少，欲闭户牖而处，其病难已。足厥阴之疟，令人腰痛，小腹满，小便不利如癃状，非癃也，数便，意恐惧，气不足，腹中悒悒，刺足厥阴。肺疟者，令人心寒，寒甚热，热间善惊，如有所见者，刺手太阴、阳明。心疟者，令人烦心，甚欲得清水，反寒多，不甚热，刺手少阴。肝疟者，令人色苍苍然，太息，其④状若死者，刺足厥阴见血。脾疟者，令人寒，腹中痛，热则肠中鸣，鸣已汗出，刺足太阴。肾疟

---

① 四曰：此下《灵枢·热病》有"老人"。

② 齘：同"龈"。《灵枢·热病》作"齘"。齘（xiè 谢），《说文解字》："齿相切也。"

③ 暍（yē 椰）暍：热貌。

④ 其：原作"甚"，据《素问·刺疟》改。

者，令人淅淅然，腰脊痛宛转，大便难，目眴眴然，手足寒，刺足太阳、少阴。胃疟者，令人且病也，善饥而不能食，食而支满腹大，刺足阳明、太阴横脉出血。疟发身方热，刺跗上动脉，开其空，出其血，立寒。疟方欲寒，刺手阳明、太阴、足阳明、太阴。疟脉满大急，刺背俞，用中针傍五胠①俞各一，适肥瘦出其血也。疟脉小实急，灸胫少阴，刺指井。疟脉满大急，刺背俞，用五胠俞、背俞②各一，适行于血也。疟脉缓大虚，便用药，不宜用针。凡治疟，先发如食顷乃可以治，过之则失时也。诸疟而脉不见，刺十指间出血，血去必已。先视身之赤如小豆者，尽取之。十二疟者，其发各不同时，察其病形，以知其何脉之病也。先其发时如食顷而刺之，一刺则衰，二刺则知，三刺则已；不已，刺舌下两脉出血；不已，刺郄中盛经出血；又刺项已下夹脊者必已。舌下两脉者，廉泉也。刺疟者，必先问其病之所，先发者先刺之。先头痛及重者，先刺头上、两额、两眉间出血；先项背痛者，先刺之；先腰背③痛者，先刺郄中出血；先手臂痛者，先刺手少阴、阳明、十指间④；先足胫酸痛者，先刺足阳明、十指间出血。风疟，疟发则汗出恶风，刺三阳经、背俞之血者。胻酸痛甚，按之不可，名曰跗⑤髓痛病，以镵针针绝

---

① 胠：腋下，按文理和医理当作"脏"，即五脏。
② 俞：原脱，据《素问·刺疟》补。
③ 背：《素问·刺疟》作"脊"。
④ 间：原脱，据《素问·刺疟》补。
⑤ 跗：《素问·刺疟》作"胕"。

骨出血，立已。身体小痛，刺至阴、诸阴之井，无出血，间一日一刺。疟不渴，间日而作，刺足太阳；渴而间日作，刺足少阳。温疟汗不出，为五十九刺。

腰 痛

足太阳脉令人腰痛，引项脊尻背如重状，刺其郄中太阳正经出血，春无见血。少阳令人腰痛，如以针刺其皮中，循循然不可以俯仰，不可以顾，刺少阳成骨之端出血。成骨在膝外廉之骨独起者，夏无见血。阳明令人腰痛，不可以顾，顾如有见者善悲，刺阳明于胻前三痏，上下和之出血，秋无见血。足少阴令人腰痛，痛引脊内廉，刺少阴于内踝上二痏，春无见血，出血太多，不可复也。厥阴之脉令人腰痛，腰中如张弓弩弦，刺厥阴之脉，在腨踵鱼腹之外，循之累累然，乃刺之，其病令人善言，嘿嘿然不慧，刺之三痏。解脉令人腰痛，痛而引肩，目䀮䀮然，时遗溲，刺解脉，在膝筋肉分间、郄外廉之横脉出血，血变而止。解脉令人腰痛如引带，常如折腰状，善恐，刺解脉，在郄中结络如黍米，刺之血射以黑，见赤血而已。同阴之脉令人腰痛，痛如小锤①居其中，怫然肿，刺同阴之脉，在外踝上绝骨之端，为三痏。阳维之脉令人腰痛，痛上怫然肿，刺阳维之脉，脉与太阳合腨下间，去地一尺所。衡络之脉令人腰痛，不可以俯仰②，仰则恐仆，得之举重伤腰，衡络绝，恶血归之，刺之在郄阳筋之间，

---

① 锤：原作"钟"，据《素问·刺腰痛》改。
② 仰：原脱，据《素问·刺腰痛》补。

上郄数寸，衡居为二痏出血。会阴之脉令人腰痛，痛上漯漯然汗出，汗干令人欲饮，饮已欲走，刺直阳之脉上三痏，在跷上郄下五寸横居，视其盛者出血。飞阳之脉令人腰痛，痛上怫怫然，甚则悲以恐，刺飞阳之脉，在内踝上五寸，少阴之前，与阴维之会。昌阳之脉令人腰痛，痛引膺，目䀮䀮然，甚则反折，舌卷不能言，刺二①筋为二痏，在内踝上，大筋前，太阴后，上踝二寸所。散脉令人腰痛而热，热甚生烦，腰下如有横木居其中，甚则遗溲，刺散脉，在膝前骨肉分间，络外廉束脉为三痏。肉里之脉令人腰痛，不可以咳，咳则筋缩急，刺肉里之脉为二痏，在太阳之外，少阳绝骨之后。腰痛夹脊而痛至头，几几然，目䀮䀮然欲僵仆，刺足太阳郄中出血；腰痛上寒，刺足太阳、阳明；上热，刺足厥阴；不可以俯仰，刺足少阳；中热而喘，刺足少阴，刺郄中出血；腰痛上寒，不可顾，刺足阳明；上热，刺足太阴；中热而喘，刺足少阴；大便难，刺足少阴②；如折，不可以俯仰，不可举，刺足太阳；引脊内廉，刺足少阴。腰痛引小腹控䏚，不可以仰，刺腰尻交者，两髁胂上，以月死生为痏数。发针立已，左取右，右取左。

　　腰痛不可俯仰③，急引阴卵，刺八髎与痛上。八髎在腰尻分间。

---

① 二：《素问·刺腰痛》作“内”。
② 少阴：此下《素问·刺腰痛》有“少腹满刺足厥阴”。
③ 俯仰：《素问·骨空论》作“转摇”。

周　痹

帝曰：周痹之在身也，上下移徙随脉，其①上下左右相应，间不容空，愿闻此痛，在血脉之中耶？将在分肉之间乎？何以致是？其痛之移也，间不及下针，其憺痛之时，不及定治，而痛已止矣！何道使然？愿闻其故。岐伯曰：此众痹也，非周痹也。曰：愿闻众痹。曰：此各在其处，更发更止，更居更起，以右应左，以左应右，非能周也，更发更休也。曰：刺之奈何？曰：刺此者，痛虽已止，必刺其处，勿令复起。曰：善。愿闻周痹何如？曰：周痹者，在于血脉之中，随脉以上，随脉以下，不能左右，各当其所。曰：刺之奈何？曰：痛从上下者，先刺其下以遏之，后刺其上以脱之。痛从下上者，先刺其上以遏之，后刺其下以脱之。帝曰：善。此痛安生？何因而有名？曰：风寒湿气，客于分肉之间，迫切而为沫，沫得寒则聚，聚则排分肉而分裂也，分裂则痛，痛则神归之，神归之则热，热则痛解，痛解则厥，厥则他痹发，发则如是。帝曰：善。余已得其意矣，此内不在脏，而外未发于皮，独居分肉之间，真气不能周，故命曰周痹。故刺痹者，必先切循其下之六经，视其虚实，及大络之血结而不通，及虚而脉陷空中者而调之，熨而通之，其瘛坚转引而行之。帝曰：善：余已得其意矣，亦得其事也！九者经巽之理，十二经脉阴阳之病也。

---

① 其：原作“在”，据《灵枢·周痹》改。

癫 狂

癫疾者始生，先不乐，头重头痛，视举目赤，甚作极已而烦心，候之于颜，取手太阳、阳明、太阴，血变而止。癫疾始作，而引口啼呼喘悸者，候之手阳明、太阳，左强者攻其右，右强者攻其左，血变而止。癫疾始作，先反僵，因而脊痛，候之足太阳、阳明①、手太阳，血变而止。治癫疾，常与之居，察其所当取之处。病至视之，有过者泻之，置其血于瓠壶之中。至其发时，血独动矣；不动，灸穷骨二十壮。穷骨者，骶骨也。骨癫疾者，顑齿诸俞分肉皆满，而骨居，汗出烦闷，呕多沃沫，气下②泄，不治③。脉癫疾者，暴仆，四肢之脉皆胀而纵。脉满，尽刺之出血；不满，灸之夹项太阳，灸带脉于腰④相去三寸，诸分肉本输；呕多沃⑤沫，气下泄，不治。癫疾者，疾发如狂者，死不治。狂始生，先自悲也，喜忘，苦怒，善恐者，得之忧饥，治之取手太阴、阳明，血变而止，及取足太阴、阳明。狂始发，少卧不饥，自高贤也，自辩智也，自尊贵也，善骂⑥詈，日夜不休，治之取手阳明、太阳、太阴、舌下少阴，视之盛者皆取之；不盛，释之也。狂言、惊、善笑、好歌、妄行不休者，得之大恐，治之取手

---

① 阳明：此下《灵枢·癫狂》有"太阴"。

② 下：原作"不"，据《灵枢·癫狂》改。

③ 不治：此下《灵枢·癫狂》有"筋癫疾者，身倦挛急，大刺项大经之大杼脉；呕多涎沫，气下泄，不治"数句。

④ 腰：原作"胁"，据《灵枢·癫狂》改。

⑤ 沃：原脱，据《灵枢·癫狂》补。

⑥ 骂：原脱，据《灵枢·癫狂》补。

阳明、太阳、太阴。狂，目①妄见，耳妄闻，善呼者，少气之所生也，治之取手太阳、太阴、阳明、足太阴、头、两颧。狂者多食，善见鬼神，善笑，而不发于外者，得之有所大喜，治之取足太阴、太阳、阳明，后取手太阴、太阳、阳明。狂而新发，未应如此者，先取曲泉左②右动脉，及盛者见血，有顷已，不已，以法取之，灸骨③骶二十壮。

大热偏身，狂而妄见，妄闻，妄言，视足阳明及大络取之，虚者补之，血而实者泻之。因其偃卧，居其头前，以两手四指夹按颈动脉，久持之，卷而切推，下至缺盆中，而复④止如前，热去乃止，此所谓推而散之也。

病在诸阳脉，且寒且热，诸分且寒且热，名曰狂。刺之虚脉，视分尽热，病已止。病初发，岁一发；不治，月一发；不治，月四五发，名曰癫。刺诸分诸脉，其无寒者，以针调之。

头

厥头痛，面若肿起而烦心，取之足阳明、太阴。厥头痛，头脉痛，心悲善泣，视头动脉反盛者，刺尽去血，后调足厥阴。厥头痛，头贞贞，头重而痛⑤，泻头上五行、行五，先取手少阴，后取足少阴。厥头痛，意善忘，按之

---

① 目：原作"自"，据《灵枢·癫狂》改。
② 左：原作"在"，据《灵枢·癫狂》改。
③ 骨：原作"可"，据《灵枢·癫狂》改。
④ 复：原作"后"，据《灵枢·刺节真邪》改。
⑤ 而痛：原作"血重"，据《灵枢·厥病》改。

不得，取头面左右动脉，后取足太阴。厥头痛，项先痛[1]，腰脊为应，先取天柱，后取足太阳。厥头痛，头痛甚，耳前后脉涌有热，一云有动脉。泻出其血，后取足少阳。真头痛，头痛甚，脑尽痛，手足寒至节，死不治。头痛不可取于俞者，有所击堕，恶血在于内；若肉伤，痛未已，可则刺，不可远取也。头痛不可刺者，大痹为恶，日作者，可令少愈[2]，不可已。头半寒痛，先取手少阳、阳明，后取足少阳、阳明。

痿

帝曰：五脏使人痿，何也？岐伯曰：肺主身之皮毛，心主身之血脉，肝主身之筋膜，脾主身之肌肉，肾主身之骨髓。故肺热叶焦，则皮毛虚弱急薄，著则生痿躄也；心气热，则下脉厥而上，上则下脉虚，虚则生脉痿，枢折挈，胫纵而不任地也；肝气热，则胆泄口苦，筋膜干，筋膜干则筋急而挛，发为筋痿；脾气热，则胃干而渴，肌肉不仁，发为肉痿；肾气热，则腰脊不举，骨枯而髓减，发为骨痿。帝曰：何以得之？曰：肺者，脏之长也，为心之盖也，有所失亡，所求不得，则发肺鸣，鸣则肺热叶焦。故曰：五脏因肺[3]热叶焦发为痿躄，此之谓也。悲哀太甚，则胞络绝，胞络绝则阳气内动，发则心下崩，数溲血。故《本病》曰：大经空虚，发为肌痹，传为脉痿。思想无穷，

① 厥头痛项先痛：原作"厥阴头项先痛"，据《灵枢·厥病》改。
② 愈：乐善堂本作"俞"。
③ 肺：原作"脉"，据《素问·痿论》改。

所愿不得，意淫于外，入房太甚，宗筋弛纵，发为筋痿，及为白淫。故《下经》曰：筋痿者生于肝，使内也。有渐于湿，以水为事，若有所留，居处相湿，肌肉濡溃①，痹而不仁，发为肉痿。故《下经》曰：肉痿者，得之湿地也。有所远行劳倦，逢大热而渴，渴则阳气内伐，内伐则热舍于肾。肾，水脏也。今水不胜火，则骨枯而髓虚，故足不任身，发为骨痿。故《下经》曰：骨痿者，生于大热也。帝曰：何以别之？曰：肺热者，色白而毛败；心热者，色赤而络脉溢；肝热者，色苍而爪枯；脾热者，色黄而肉蠕动；肾热者，色黑而齿槁。帝曰：如夫子言可矣，论言治痿者独取阳明，何也？岐伯曰：阳明者，五脏六腑之海，主润宗筋，宗筋主束骨而利机关也。冲脉者，经脉之海也，主渗灌溪谷，与阳明合于宗筋。阴阳总宗筋之会，会于气冲，而阳明为之长，皆属于带脉而络于督脉。故阳明虚则宗筋纵，带脉不引，故足痿不用也。治之各补其荥而通其俞，调其虚实，和其逆顺，筋、脉、骨、肉各以其时受月，则病已矣。帝曰：善。

心　痛

厥心痛，与背相控，善瘛，如从后触其心。伛偻者，肾心痛也，先取京骨、昆仑，发针不已，取然谷。厥心痛，腹胀胸满，心尤痛甚，胃心痛也，取之大都、太白。厥心痛，痛如以针刺其心，心痛甚者，脾心痛也，取之然谷、太溪。厥心痛，色苍苍如死状，终日不得太息，肝心

---

① 溃：《素问·痿论》作"渍"。

痛也，取之行间、太冲。厥心痛，卧若徒居，心痛间，动作痛益甚，色不变，肺心痛也，取之鱼际、太渊。真心痛，手足清①至节，心痛甚，旦发夕死，夕发旦死。心痛不可刺者，中有盛聚，不可取于俞。

心痛引腰脊，欲呕，取足少阴；心痛，腹胀，啬啬然大便不利，取足太阴；心痛引背，不得息，刺足少阴，不已，取手少阳；心痛引小腹②，上下无常处，便溲难，刺足厥阴；心痛，但短气不足以息，刺手太阴；心痛，当九节刺之，按已，刺按之，立已；不已③，上下求之，得之立已。

背与心相控而痛，所治天突、十椎及上纪、下纪④。上纪者胃脘也，下纪者关元也，背胸邪系阴阳左右如此。

胀

帝曰：脉之应于寸口，如何而胀？岐伯曰：其脉大坚以涩者，胀也。曰：何以知脏腑之胀也？曰：阴为脏，阳为腑。曰：夫气之令人胀也，在于血脉之中耶？脏腑之内乎？曰：三者皆存焉，然非胀之舍也。曰：愿闻胀之舍。曰：夫胀者，皆在脏腑之外，排脏腑而廓胸胁，胀皮肤，故命曰胀。曰：脏腑之在胸胁腹里之内也，若匣匮之藏禁器也，各有次舍，异⑤名而同处一域之中，其气各异，愿

---

① 清：《灵枢·厥病》作"凊"。
② 腹：此下《灵枢·杂病》有"满"字。
③ 不已：原脱，据《灵枢·杂病》补。
④ 下纪：原脱，据《素问·气穴论》及下文补。
⑤ 异：原作"虚"，据《灵枢·胀论》改。

闻其故。曰：未解其意。再问。曰：夫胸腹，脏腑之廓也；膻中者，心主之宫城也；胃者，太仓也；咽喉、小肠者，传送也；胃之五窍，闾里门户也；廉泉、玉英者，津液之道也。故五脏六腑，各有畔界，其病各有形状。营气循脉，卫气逆为脉胀，卫气并脉，循分为肤胀。三里而泻，近者一下，远者三下，无问虚实，工在疾泻。曰：愿闻胀形。曰：夫心胀者，烦心短气，卧不安；肺胀者，虚满而喘咳；肝胀者，胁下满而痛引小腹；脾胀者，善哕，四肢烦闷，体重不能胜衣，卧不安；肾胀，腹满引背，央央然腰髀痛。六腑胀：胃胀者，腹满，胃脘痛，鼻闻焦臭，妨于食，大便难；大肠胀者，肠鸣而痛濯濯，冬日重感于寒，则飧泄不化；小肠胀者，小腹䐜胀，引腰而痛；膀胱胀者，小腹满而气癃；三焦胀者，气满于皮肤中，轻轻然而不坚；胆胀者，胁下痛胀，口中苦，善太息。凡此诸胀者，其道在一，明知逆顺，针数不失。泻虚补实，神去其室，致邪失正，真不可定，粗之所败，谓之夭命。补虚泻实，神归其室，久塞其空，谓之良工。曰：胀者焉生？何因而有？曰：卫气之在身也，常然并脉循分肉，行有逆顺，阴阳相随，乃得天和，五脏更始，四时循序，五谷乃化。然后厥气在下，营气①留止，寒气逆上，真邪相攻，两气相搏，乃合为胀也。曰：善。何以解惑？曰：合之于真，三合而得。曰：善。曰：《胀论》言无问虚实，

① 营气：《灵枢·胀论》作"营卫"。

工在疾泻。近者一下，远者三下。今有其三而不下^①者，其过焉在？曰：此言陷于肉肓而中气穴者也；不^②中气穴，则气内闭；针不陷肓，则气不行，上越中肉，则卫气相乱，阴阳相逐。其于胀也，当泻不泻，气故不下，三而不下，必更其道，气下乃止。不下复始，可以万全，乌有殆者乎！其于胀也，必审其^③脉，当泻则泻，当补则补，如鼓应桴，恶有不下者乎？

帝曰：肤胀、鼓胀可刺邪？曰：先泻其胀之血络，后调其经，刺去血络也。

腹暴满，按之不下，取手^④太阳经络者，胃之募也，少阴俞者，去^⑤脊椎三寸傍五，用圆利针。卫气逆而脉胀，卫气并脉^⑥为肤胀，三里而泻。近者一下，远者三下，无问虚实，三里疾泻。

胸胁痛

胸胁痛而不得息，不得卧，上气，短气，偏痛，脉满起，斜出尻脉，络胸胁，支心贯膈，上肩加^⑦天突，斜下肩，交十椎下^⑧。

---

① 下：原脱，《灵枢·胀论》补。
② 不：原作"下"，据《灵枢·胀论》改。
③ 其：原作"于"，据《灵枢·胀论》改。
④ 手：原脱，据《素问·通评虚实论》补。
⑤ 去：原脱，据《灵枢·胀论》补。
⑥ 脉：此下《灵枢·胀论》有"循分"。
⑦ 加：原脱，据《素问·气穴论》补。
⑧ 十椎下：原作"十一椎"，据《素问·气穴论》改，乐善堂本合。

大　风

风从外入，令人振寒，汗出头痛，身重恶寒，治在风府，调其阴阳，不足则补，有余则泻。

大风头项痛，刺风府，风府①在上椎。大风汗出，灸噫嘻，在背下夹脊傍三寸所，压之，令病人呼噫嘻。

从风憎风，刺眉头。失枕，在肩上横骨间。

病风且寒且热，炅汗出，一日数过，先刺诸分理络脉；汗出且寒且热，三日一刺，百日而已。

疠　风

疠风者，素刺其肿上②，已刺，以锐针针其处，按出其恶气，肿尽乃止。

骨节重，须眉堕，名大风，刺肌肉为故，汗出百日。

刺骨髓，汗出百日。凡二百日，须眉生而止针。

偏　枯

偏枯，身偏不用而痛，言不变，志不乱，病在分腠之间，巨针取之，益其不足，损其有余，乃可复也。痱之为病，身无痛者，四肢不收，智乱不甚，言微知，可治，甚则不能言，不可治也。病先起于阳，而后入于阴，先取其阳，后取其阴，浮而取之。

痿　厥

痿厥为四末束闷，乃疾解之，日二；不仁者，十日而

---

① 风府：原脱，据《素问·骨空论》补。

② 上：原脱，据《灵枢·四时气》补。

知，无休，病已止。哕①，以草刺鼻，嚏，嚏而已。无息而疾迎引之②，立已；大惊之，亦可。

痈

痈疽之生，脓血之成也，不从天下，不从地出，积微之所生也。故圣人自治于未有形也，愚者遭其已成也。脓已成，十死一生。故圣人弗使已成，而明为良方，著之竹帛，使能者踵而传之后世③，无有终时者，为其不予遭也。帝曰：其已有脓血而后遭乎？不导之以小针治乎？曰：以小治小者，其功小；以大治大者，多害，故其已成脓血者，其惟砭石、铍锋之所取也。

微按其痈，视气所行，先浅刺其傍，稍内益深，还而刺之，无过三行，察其浮沉，以为浅深，已刺必熨，令热入中，日使热内，邪气益衰，大痈乃溃。

治腐肿者，刺腐上，视痈大小深浅刺之。刺大者多血，小者深之，必端内针为故止④。

痈疽不得顷时回。痈不知所，按之；不应手，乍来乍已，刺手太阴傍三痏与缨脉各二。掖痈大热，刺足少阳⑤五；刺而热不止，刺手心主三，刺手太阴经络者，大骨之会各三。

---

① 哕：原作"岁"，据《灵枢·杂病》改。
② 之：原作"而"，据《灵枢·杂病》改。
③ 后世：原作"世后"，据《灵枢·玉版》改。
④ 止：原作"正"，据《素问·长刺节论》改。
⑤ 阳：《素问·通评虚实论》同，乐善堂本作"阴"。

暴痛筋缓①，随分而痛，魄汗不尽，胞气不足，治在经俞。

痛气之息者，宜以针开除去②之。夫气盛血聚者，宜石而泻之。

刺肿摇针。

左足应立春，其日戊寅己丑。左胁应春分，其日乙卯。左手应立夏，其日戊辰己巳。膺喉首头应夏至，其日丙午。右手应立秋，其日戊申己未。右胁应秋分，其日辛酉。右足应立冬，其日戊戌己亥。腰尻下窍应冬至，其日壬子。六腑膈下三脏应中州，其大禁。大禁，太一所在之日，及诸戊己。凡此九者，善候八正所在③之处，所主左右上下。身体有痈肿者，欲治之，无以其所值之日溃治之。是谓天忌日也。

鼠瘘

鼠瘘之本，皆在于脏。其末上出于颈腋之间，其浮于脉中，而未内著于肌肉，而外为脓血者，易去也。请从其本，引其末，乃可衰去，而绝其寒热。审按其道以予之，徐往徐来以去之。其小如麦④者，一刺知，三刺而已。

鼠瘘，寒热，刺寒府。寒府在附膝外解营。

---

① 缓（ruǎn 软）：收缩。
② 去：原脱，据《素问·病能论》补。
③ 所在：原脱，据《灵枢·九针论》补。
④ 麦：原作"脉"，据《灵枢·寒热》改。

耳鸣、耳痛、耳聋

耳者，宗筋①之所聚也。胃中空则宗筋虚，虚则下溜，脉有所竭，故耳鸣。补客主人、手大指爪②甲上与肉交者也。

耳聋而不痛者，取足少阳；聋而痛者，取手阳明。

耳聋无闻，取耳中、听宫③；耳鸣④，取耳前动脉。

耳痛不可刺者，耳中有脓。若有干耵聍，耳无声⑤也。耳聋取手小指次指爪甲上与肉交者，先取手，后取足。耳鸣取手中指爪⑥甲上，左取右，右取左，先取手，后取足。

耳聋，取手阳明；不已，刺其通脉出耳前者。

膝痛、胫酸

蹇，膝伸不屈，治其楗⑦；坐而膝痛，治其机；立而暑解，治其骸关；膝痛、痛及拇指，治其腘；坐而膝痛，如物隐者，治其关；膝痛不可屈伸，治其背内；连胻若折，治阳明中俞髎。若别，治巨阳、少阴荥。淫泺胫酸，不能久立，治少阳之维，在外踝上五寸。辅骨上、横骨下为楗⑧，夹髋为机，膝解为骸关，夹膝之骨为连骸，骸下为辅，辅上为腘，腘上为关，头横骨为枕。

---

① 筋：《灵枢·口问》作"脉"。
② 爪：原脱，据《灵枢·口问》补。
③ 听宫：《灵枢·厥病》无此二字。
④ 鸣：原作"痛"，据《灵枢·厥病》改。
⑤ 声：乐善堂本、《灵枢·厥病》皆作"闻"，义同。
⑥ 爪：原脱，据《灵枢·厥病》补。
⑦ 楗：原作"捷"，据《素问·骨空论》改。
⑧ 楗：原作"健"，据《素问·骨空论》改。

膝中痛，取犊鼻，以圆利针，发而间之，针大如氂①，刺膝无疑。

啮舌、啮颊、啮唇、重舌

少阴气至则啮舌，少阳气至则啮颊，阳明气至则啮唇，视主病者则补之。

重舌，刺舌柱以铍针也。

欠

阴气积于下，阳气未尽，阳引而上，阴引而下，阴阳相引，故数欠。阳气尽，阴气盛，则目瞑；阴气尽，阳气盛，则寤矣。泻足少阴，补足太阳。

肾主欠，取足少阴。

哕

谷入于胃，胃气上注于肺。今有故寒气与新谷气，俱还于胃，新故相乱，真邪相攻，气并相逆②，复出于胃，故哕。补手太阴，泻足少阳③。

唏、噫

阴气盛而阳气虚，阴气疾而阳气徐，阴气盛而阳气绝，故为唏。补足太阳，泻足少阴。

寒气客于胃，厥逆从下上散④，复出于胃，故为噫。

---

① 氂：原作"厘"，据《灵枢·杂病》改。
② 逆：原作"连"，据《灵枢·口问》改。
③ 阳：《灵枢·口问》作"阴"。
④ 散：原作"数"，据《灵枢·口问》改。

补足太阴、阳明。

振 寒

寒气客于皮肤，阴气盛，阳气虚，故为振寒、寒栗。补诸阳。

踔丁可反

胃不实则诸脉虚，诸脉虚则筋脉懈惰，筋脉懈惰则行阴用事①，气不能复，故为踔。因其所在，补肉分②间。

嚏

阳气和利，满于心，出于鼻，故为嚏。补足太阳荥、眉本。

泣竭成盲

泣不止则液竭，液竭则精不灌，精不灌则目无见，故命曰夺精。补天柱经夹颊项③。

太 息

忧思则心系急，急则气约，气约则不利④，故太息以伸出之。补手少阴、心主⑤、足少阳，留之也。

涎 下

饮食入胃，胃中有热则虫动，虫动则胃缓，胃缓则廉

---

① 事：《灵枢·口问》作"力"。

② 肉分：《灵枢·口问》作"分肉"。

③ 颊项：《灵枢·口问》作"侠颈"，乐善堂本作"侠颊项"。

④ 急则气约气约则不利：《灵枢·口问》作"急则气道约约则不利"，义长。

⑤ 主：原脱，据《灵枢·口问》补。

泉开，廉泉开故涎下。补足少阴。

涎出者，是蛟蛔也。以手聚按坚而持之，无令得移。以大针刺之，久持之，虫不动，乃出针也。

口目㖞僻

足之阳明，手之太阳，筋急则口目㖞僻，眦急不能卒视，治皆如右方也。

肠　鸣

中气不足，溲便为之变，肠为之苦鸣；下气不足，则为痿厥，心闷。补足外踝下①，留之。

目眩头倾

上气不足，脑为之不满，耳为之苦鸣②，头为之苦倾，目为之眩③。补足外踝下，留之。

喉　痹

喉痹，不能言，取足阳明；能言，取手阳明。

厥气走喉而不能言，手足清，大便不利，取足少阴。

嗌干，口中热如胶，取足少阴。

喉痹舌卷，口中干，烦心，心痛，臂内廉痛，不可及头，取手小指次指爪甲下去端如韭叶。

齿　痛

齿痛，不恶清饮，取足阳明；恶清饮，取手阳明。

① 下：原脱，据《灵枢·口问》补。

② 耳为之苦鸣：原脱，据《灵枢·口问》补。

③ 目为之眩：原脱，据《灵枢·口问》补。

齿龋，刺手阳明；不已，刺其脉入齿中者，立已。

衄

衄而不止，衃血流，取足太阳；衃血，取手太阳；不已，刺腕骨下；不已，刺膕中出①血。

喘

中热而喘，取足少阴膕中血络。气满胸中、喘息，取足太阴大指之端廉去爪甲如韭叶，寒则留之，热则疾之，气下乃止。

怒

喜怒而不欲食，言益小，刺足太阴；怒而多言，刺足少阳。

颇 若感切

刺手阳明②。

颇痛，刺足阳明、曲周动脉见血，立已；不已，按人迎于经，立已。

项 痛

项痛不可俯仰，刺足太阳；不可以顾，刺手太阳。

足

足髀不可举，侧而取之，在枢合中，以圆利针，大针

---

① 出：原作"不"，据《灵枢·杂病》改。

② 刺手阳明：此下似有脱文。《灵枢·杂病》作"颇痛，刺手阳明与颇之盛脉出血"。

不可刺。

阳明虚，则宗筋纵，带脉不引，故足痿不用也，补其荣①而通其俞。

下　血

病注下血，取曲泉。

疝

痛在小腹，小腹痛不得大②小便，名曰疝，得之寒。刺小腹两股间，刺腰髁骨间，刺而多之，尽炅病已。心疝暴痛，取足太阴、厥阴，尽刺去其血络。

转　筋

转筋于阳，治其阳；转筋于阴，治其阴。皆卒刺之。
转筋者，立而取之，可令遂已。

厥

厥，夹脊而痛者，至顶，头沉沉然，目𰀀𰀀然，腰脊强，取足太阳腘中血络。厥，胸满面肿，唇漯漯然，暴难言，甚则不能言，取足阳明。厥气走喉而不能言，手足清，大便不利，取足少阴。厥而腹响响然，多寒气，腹中谷谷，便溲难，取足太阴。

巨阳之厥，则肿首头重，足不能行，发为眴仆。阳明之厥，则巅疾欲走呼，腹满不得卧，面赤而热，妄见而妄

---

① 荣：原作"照水"，据《素问·痿论》改。
② 大：乐善堂本作"太"。

言。少阳之厥，则暴聋，颊肿而热，胁①痛，胕不可以运。太阴之厥，则腹满䐜胀，后不利，不欲食，食则呕，不得卧。少阴之厥，则口干溺赤，腹满心痛。厥阴之厥，则小②腹肿痛，腹胀，泾溲不利，好卧屈膝，阴缩肿，胕内热。盛则泻之，虚则补之，不盛不虚，以经取之。

痫

刺痫惊脉五：针手太阴各五，刺经太阳五，刺手少阴经络傍者一，足阳明一，上踝五寸刺三针③。

霍 乱

霍乱，刺俞傍五，足阳明及上傍三。

目 痛

目中赤痛，从内眦始，取之阴跷。

卒然无音

帝曰：人之卒然忧恚而无音者，何道④之塞？何气出行，使音不彰？愿闻其方。少师曰：咽喉者，水谷之道路也；喉咙，气之所以上下者也；厌会⑤，声音之户也；口唇者，声音之扇也；舌者，音声之机也；悬雍垂⑥者，音声之关也；颃颡者，分气之所泄也；横骨者，神气所使，

---

① 胁：原脱，据《素问·厥论》补。
② 小：原脱，据《素问·厥论》补。
③ 上踝五寸刺三针：底本作"上五"，据《素问·通评虚实论》改。
④ 道：原作"以"，据《灵枢·忧恚无言》改。
⑤ 厌会：即"会厌"，乐善堂本、《灵枢·忧恚无言》作"会厌"。
⑥ 垂：原脱，据《灵枢·忧恚无言》补。

主发舌①者也。故人之鼻洞涕出不收者，颃颡不开②，分气失也。是故厌小而疾薄则发气疾，其开阖利，其出气易；其厌大而厚，其开阖难，其气出迟，故重言。人卒然无音者，寒气客于厌，则厌不能发，发不能下至，其开阖不致，故无音。曰：刺之奈何？曰：足之少阴，上系于舌，络于横骨，终于会厌，两泻其血脉，浊气乃辟；会厌之脉，上络任脉，取之天突，其厌乃发也。

目不瞑不卧

夫邪气之客于人也，或令人目不瞑不卧者，何气使然？伯高曰：五谷入于胃也，其糟粕、津液、宗气，分为三隧。故宗气积于胸中，出于喉咙，以贯心脉，而行呼吸焉。营气者，泌其津液，注之于脉，化以为血，以荣四末，内注五脏六腑，以应刻数焉。卫气者，出其悍③气之慓疾，而先行于四末、分肉、皮肤之间，而不休者也。昼日行于阳，夜日行于阴，常从足少阴之分间，行于五脏六腑。今厥气客于五脏六腑，则卫气独卫其外，行于阳，不得入于阴，行于阳则阳气盛，阳气盛则阳跷陷，不得入于阴，阴虚，故目不瞑。曰：治之奈何？曰：补其不足，泻其有余，调其虚实，以通其道，而去其邪。

---

① 舌：原作"热"，据《灵枢·忧恚无言》改。

② 开：原作"闻"，据《灵枢·忧恚无言》改。

③ 悍：原脱，据《灵枢·邪客》补。

补遗篇①：气交暴郁刺

帝曰：升降不前，气交有变，即成暴郁，余已知之。如何预救生灵，可得却乎？岐伯曰：昭乎哉问！臣闻夫子言，既明天真，须穷法刺，可以折郁扶运，补弱全真，泻盛蠲余②，令除斯苦。帝曰：愿卒闻之。曰：升之不前，即有甚凶也。木欲升而天柱窒抑之，木欲发郁亦须待时，当刺足厥阴之井。火欲升而天蓬窒抑之，火欲发郁亦须待时，君火相火同刺包络之荥。土欲升而天冲窒抑之，土欲发郁亦须待时，当刺足太阴之俞。金欲升而天英窒抑之，金欲发郁亦须待时，当刺手太阴之经。水欲升而天芮③窒抑之，水欲发郁亦须待时，当刺足少阴之合。帝曰：升之不前，可以预备，愿闻其降，可以先防。曰：既明其升，必达其降也。升降之道，皆可先治也。木欲降而地晶窒抑之，降而不入，抑之郁发，散而可得位，降而郁发，暴如天间之待时也，降而不下，郁可速矣，降可折其所胜也，当刺手太阴之所出，刺手阳明之所入。火欲降而地玄窒抑之，降而不入，抑之郁发，散而可矣④，当折其所胜，可散其郁，当刺足少阴之所出，刺足太阳之所入。土欲降而地苍窒抑之，降而不下，抑之郁发，散而可入，当折其

---

① 补遗篇：即《素问·补遗篇》，包括《素问·刺法论》《素问·本病论》二篇，非《素问》旧文。

② 余：原作"除"，据乐善堂本改。

③ 天芮：原作"天内"，据乐善堂本改。天芮；为奇门遁甲天盘九星之一。

④ 矣：乐善堂本同。据上下文例当作"入"。

胜，可散其郁，当刺足厥阴之所出，刺足少阳之所入。金欲降而地彤窒抑之，降而不下，抑之郁发，散而可入，当折其胜，可散其郁，当刺心包络所出，刺手少阳所入也。水欲降而地阜窒抑之，降而不下，抑之郁发，散而可入，当折其土①，可散其郁，当刺足太阴之所出，刺足阳明之所入。帝曰：五运之至有前后，与升降往来，有所承抑之，可得闻乎刺法？岐伯曰：当取其化源也。是故太过取之，不及资之。太过取之，次抑其郁，取其运之化源，令折郁气；不及扶资②，以扶运气，以避虚邪也。资取之法令出《密语》③。

司天不迁正刺法

帝曰：升降之刺，以知其要，愿闻司天未得迁正，使司化之失其常政，即万化之或其皆妄。然与民为病，可得先除，欲济群生，愿闻其说。岐伯曰：悉乎哉问！言其至理，圣念慈悯，欲济群生，臣乃尽陈斯④道，可申洞微。太阳复布，即厥阴不迁正，不迁正，气塞于上，当泻足厥阴之所流。厥阴复布，少阴不迁正，不迁正，即气塞于上，当刺心包络脉之所流。少阴复布，太阴不迁正，不迁正即气留于上，当刺足太阴之所流。太阴复布，少阳不迁正，不迁正，则气塞未通，当刺手少阳之所流。少阳复

---

① 土：乐善堂本同。据上下文例当作"胜"。
② 扶资：乐善堂本同。据上下文例当作"资之"。
③ 密语：即王冰所作《玄珠密语》。《内经评文》认为"资取之法令出《密语》"属衍文。
④ 斯：乐善堂本作"期"。

布，则阳明不迁正，不迁正，则气未通上，当刺手太阴之所流。阳明复布，太阳不迁正，不迁正则复塞其气，当刺足少阴之所流。

司气有余不退位刺法

帝曰：迁正不前，以通其要，愿闻不退，欲折其余，无令过失，可得明乎？岐伯曰：气过有余，复作布政，是名不过位也。使地气不得后化，新司天未可迁正，故复布化令如故也。巳亥之岁，天数有余，故厥阴不退位也，风行于上，木化布天，当刺足厥阴之所入。子午之岁，天数有余，故少阴不退位也，热行于上，火余化布天，当刺手厥阴之所入。丑未之岁，天数有余，故太阴不退位也，湿行于上，雨化布天，当刺足太阴之所入。寅申之岁，天数有余，故少阳不退位也，热行于上，火化布天，当刺手少阳之所入。卯酉之岁，天数有余，故阳明不退位也，金行于上，燥化布天①，当刺手太阴之所入。辰戌之岁，天数有余，故太阳不退位也，寒行于上，凛水化布天，当刺足少阴之所入。故天地气逆，化成民病，以法刺之，预可平痾。刘温舒曰：或者谓岁运大角，木王土衰，迎取之，当使泻肝经而益其脾胃，人人如此，何病之有，此非通论也。何哉？岂有人人脏腑皆同者？假如肝元素虚，脾土素盛，遇此大角之运，肝木稍实，脾气得平，方获安和。若便泻肝补脾，此所谓实实虚虚，损不足，益有余。余气同法。针之治病，病对穴，可谓工也。

---

① 金行于上燥化布天：原脱，据乐善堂本补。

卷之二下 一〇一

司气失守刺

帝曰：刚柔二干，失守其位，使天运之气皆虚乎？与民为病，可得平乎？岐伯曰：深乎哉问！明其奥旨，天地迭移，三年化疫，是谓根之可见，必有逃门。假令甲子，刚柔失守，刚未正，柔孤而有亏，时序不令，即音律非从，如此三年，变大疫也。详其微甚，察其浅深，欲至而可刺，刺之当先补肾俞，次三日，可刺足太阴之所注。又有下位巳卯不至，而甲子孤立者，次三年，作土疬，其法补泻，一如甲子同法也。假令丙寅，刚柔失守，上刚干失守，下柔不可独主之，中水运非太过，不可执法而定之。布天有余，而失守上正，天地不合，即律吕音异，如此即天运失序，后三年变疫。详其微甚，差有大小，徐至即后三年，至甚即首三年，当先补心俞，次五日可刺肾之所入。又有下位地甲子，辛巳柔不附刚，亦名失守，即地运皆虚，后三年变水疬，即刺法皆如此矣。其刺如毕，慎其大喜欲情于中，如不忌，即其气复散也。令静七日，心欲实，令少思。假令庚辰，刚柔失守，上位失守，下位无合，乙庚金运，故非相招，布天未退，中运胜来，上下相错，谓之失守，姑洗林钟，商音不应也，如此即天运化易，三年变大疫。详其天数，差有微甚，微即微，三年至，甚即甚，三年至，当先补肝俞，次三日可刺肺之所行。刺毕，可静神七日，慎勿大怒，怒必真气却散之。又或在下地甲子乙未失守者，即乙柔干，即上庚独治之，亦名失守者，即天运孤主之，三年变疬，名曰金疬。其至待时也，详其地数之差等，亦推其微甚，可知迟速尔。诸位乙庚失守，刺法同。肝欲平，即勿怒。假令壬午，刚柔失守，上壬未迁正，下丁独然，即虽阳年亏及不同，上下失守，相招其有期，差之微甚，各有其数也，律吕二角，失而不和，同音有日，微甚如见，三年大疫，当刺脾之俞，次三日可刺肝之所出也。刺毕，静神七日，勿大醉歌乐，其气复散，又勿饱食，勿食生物，欲令脾实，气无滞饱，无久坐，食无太酸，无食一切生物，宜甘宜淡。又或地下甲子丁酉失守其位，未得中司，即气不当位，下不与壬奉合者，亦名失守，非名合德，故柔不附刚，即地运不合，三年变疠，其刺法一如木疫之法。假令戊申，刚柔失守，戊癸虽火运，阳年不太过也，上失其刚，柔地独主，其气不正，故有邪干，迭移其位，差有浅深，欲至将合，音律先同，如此天运失时，三年之中，火疫至矣，当刺肺之俞。刺毕，静神七日，勿大悲伤也，悲伤即肺动，而真气复散也。人欲实肺者，要在息气也。又或地下甲子癸亥失守者，即柔失守位也，即上失其刚也，即亦名戊癸不相合德者也，即运与地虚，后三年变疠，即名火疠。是故立地五年以明失守，以湿①法刺，于是疫之与疠，即是上下刚柔之名也，穷归一体也，即刺疫法，只有五法，即总其诸位失守，故只归五行而统之也。

全真刺

帝曰：人虚即神游失守位，使鬼神外干，是致夭亡，

---

① 湿：乐善堂本作"穷"。

何以全真？愿闻刺法。岐伯曰：昭乎哉问！谓神移失守，虽在其体，然不致死，或有邪干，故令夭寿。只如厥阴失守，天以虚，人气肝虚，感天重虚，即魂游于上，邪干厥阴，大气身温，犹可刺之，刺其足少阳之所过，次刺肝之俞。人病心虚，又遇君相二火司天失守，感而三虚，遇火不及，黑尸鬼犯之，令人暴亡，可刺手少阳之所过，复刺心俞。人脾病，又遇太阴司天失守，感而三虚，又遇土不及，青尸鬼邪犯之于人，令人暴亡，可刺足阳明之所过，复刺脾之俞。人肺病，遇阳明司天失守，感而三虚，又遇金不及，有赤尸鬼干人，令人暴亡，可刺手阳明之所过，复刺肺俞。人肾病，又遇太阳司天失守，感而三虚，又遇水运不及之年，有黄尸鬼干犯人正气，吸人神魂，致暴亡，可刺足太阳之所过，刺足少阴之俞①。

十二脏邪干刺

帝曰：十二脏之相使，神失位，使神彩之不圆，恐邪干犯，治之可刺，愿闻其要。岐伯曰：悉乎哉问！至理道真宗，此非圣帝，焉究斯源。是谓气神合道，契符上天。心者，君主之官，神明出焉，可刺手少阴之源②。肺者，相傅之官，治节出焉，可刺手太阴之原。肝者，将军之官，谋虑出焉，可刺足厥阴之原。胆者，中正之官，决断出焉，可刺足少阳之原。膻中者，臣使之官，喜乐出焉，可刺心包络所流。脾为谏义之官，知周出焉，可刺脾之

---

① 刺足少阴之俞：据上文例，当作"复刺肾俞"。
② 源：同"原"，即原穴。

原。胃为仓廪之官，五味出焉，可刺胃之原。大肠者，传送之官，变化出焉，可刺大肠之原。小肠者，受盛之官，化物出焉，可刺小肠之原。肾者，作强之官，伎巧出焉，可刺肾之原。三焦者，决渎之官，水道出焉，刺三焦之原。膀胱者，州都之官，精液①藏焉，气化则能出矣，刺膀胱之原。凡此十二官者，不得相失也。是故刺法有全神养真之理，亦法有修真之道，非治道②也，故要修养和神也。

灸　法

艾灸方宜

北方者，天地所闭藏之域也，其地高陵居，风寒冰冽，其民乐野处而乳食，脏寒生满病，其治宜灸焫。故灸焫者，亦从北方来。

艾灸补泻

气盛则泻之，虚则补之。

以火补者，毋吹其火，须自灭也；以火泻者，疾吹其火，传其艾③，须其火灭也。

络满经虚，灸阴刺阳；经满络虚，刺阴灸阳。

陷下则灸之。

针所不为，灸之所宜。阴阳皆虚，火自当之。

---

① 精液：《素问·骨空论》作"津液"。
② 道：乐善堂本作"疾"。
③ 艾：原作"灸"，据《灵枢·背腧》改。

经陷下者，火则当之。

经络坚紧，火所治之。

灸寒热

灸寒热之法，先灸大椎，以年为壮数；次灸橛骨，以年为壮数。视背俞陷者灸之，举臂肩上陷者灸之，两季胁之间灸之，外踝上绝骨之端灸之，足小指次指间灸之，腨下陷脉灸之，外踝后灸之，缺盆骨上切之坚动①如筯者灸之，膺中陷骨间灸之②，脐下关元三寸灸之，毛际动脉灸之，膝下三寸分间灸之，足阳明跗上动脉灸之，巅上一灸之。

女子败疵

发于胁，名曰败疵。败疵者，女子之病也。灸之。

灸 痛

五脏痛发四五日，逞灸之。

犬 咬

犬啮，犬所啮处，灸之三壮，即以犬伤病法灸之，当灸二十九处。

伤食、苦乐

伤食灸之。

形乐志苦，病生于脉，治之以灸刺。

---

① 动：《素问·骨空论》作"痛"。

② 之：此下《素问·骨空论》有"掌束骨下灸之"。

宜灸不宜刺

胸中大俞，在杼骨之端；肺俞，在三焦之间；心俞，在五焦之间；膈俞，在七焦之间；肝俞，在九焦之间；脾俞，在十一焦之间；肾俞，在十四焦之间；皆夹脊相去三寸所。则欲得而验之，按其处，应其中而痛解，乃其俞也。灸之则可，刺之则不可。武按：《血气形志论》及遗篇《刺法论》，并载五脏俞刺，而此云可灸不可刺。故沧州翁谓《素问》非出于一时之言，非成于一人之手。"焦"当作"椎"。

又按：《华佗传》，彭城樊阿，皆从佗学。风医咸言背及胸脏之间不可妄针，针之不过四分，而阿针背入一二寸，巨阙胸脏乃五六寸，而病皆瘳。是知《素问》立言致谨之道，而明医纵横变化，不拘于常法，而卒与法会也。

卷之三

十二经病刺

手太阴

是动则病，肺胀满，膨膨而喘咳，缺盆中痛，甚则交两手而瞀，此为臂厥，是主肺。

所生病者，咳，上气喘渴，烦心胸满，臑、臂内前廉痛厥，掌中热。

气盛有余，则肩背痛，风寒汗出中风，小便数而欠。

气虚则肩背痛寒，少气不足以息，溺色变。盛者，寸口大三倍于人迎；虚者，寸口反小于人迎也。

手阳明

是动则病，齿痛颈肿。是主津液。

所生病者，目黄口干，鼽衄，喉痹，肩前、臑痛，大指次指痛不用。

气有余，则当脉所过者，热肿。

虚则寒栗不复。

盛者，人迎大三倍于寸口；虚者，人迎反小于寸口也。

足阳明

是动则病，洒洒振寒，善呻数欠，颜黑。病至则恶人与火，闻木声则惕然而惊，心欲动，独闭户塞牖而处，甚则欲上高而歌，弃衣而走，贲响腹胀，是为骭厥。是主血。

所生病者，狂，疟，温淫，汗出，鼽衄，口喎唇胗，颈肿喉痹，大腹水肿，膝膑肿痛，循膺、乳、气街、股、伏兔、骭外廉、足跗上皆痛，中指不用。

气盛，则身以前皆热，其有余于胃，则消谷善饥，溺色黄。气不足，则身已前皆寒栗，胃中寒则胀满。

盛者，人迎大三倍于寸口；虚者，人迎反小于寸口也。

足太阴

是动则病，舌本强，食则呕，胃脘痛，腹胀，善噫，得后与气，则快然如衰，身体皆重。是主脾。

所生病者，舌本痛，体不能动摇，食不下，烦心，心下急痛，溏瘕泄，水闭，黄疸①，不能卧，强立，股膝内肿厥，足大指不用。盛者，寸口大三倍于人迎；虚者，寸口反小于人迎也。

手少阴

是动则病，嗌干心痛，渴而欲饮，是为臂厥。是主心。

所生病者，目黄，胁痛，臑、臂内后廉痛厥，掌中热痛。

---

① 疸：原作"疽"，据《灵枢·经脉》改。

盛者，寸口大再倍于人迎；虚者，寸口反小于人迎也。

手太阳

是动则病，嗌痛颔肿，不可以顾，肩似拔，臑似折。是主液。

所生病者，耳聋，目黄，颊肿，颈、颔、肩、臑、肘、臂外后廉痛。

盛者，人迎大再倍于寸口；虚者，人迎反小于寸口也。

足太阳

是动则病，冲头痛，目似脱，项如拔，脊痛，腰似折①，腘如结，踹如裂，是为踝厥。是主筋。

所生病者，痔，疟，狂，癫疾，头囟项痛，目黄，泪②出，鼽衄，项、腰、尻、腘、踹、脚皆痛，小指不用。

盛者，人迎大再倍于寸口；虚者，人迎反小于寸口也。

足少阴

是动则病，饥不欲食，面如炭色，咳唾则有血，喝喝而喘，坐而欲起，目晄晄如无所见，心如悬，若饥状；气不足，则善恐，心惕惕如人将捕之，是为骨厥。是主肾。

所生病者，口热舌干，咽肿，上气，嗌干及痛，烦

---

① 折：此下《灵枢·经脉》有"髀不可以曲"。
② 泪：原作"溺"，据《灵枢·经脉》改。

心，心痛，黄疸①，肠澼，脊股内后廉痛，痿厥，嗜卧，足下热而痛。

盛者，寸口大再倍于人迎；虚者，寸口反小于人迎也。

手厥阴

是动则病，手心热，臂肘挛急，腋肿，甚则胸胁支满，心中澹澹大动，面赤，目黄，喜笑不休。是主脉。

所生病者，烦心，心痛，掌中热。

盛者，寸口大一倍于人迎；虚者，寸口反小于人迎也。

手少阳

是动②则病，耳聋，浑浑焞焞，嗌肿喉痹。是主气。

所生病者，汗出，目锐眦痛③，耳后、肩、臑、肘、臂外皆痛，小指次指不用。

盛者，人迎大一倍于寸口；虚者，人迎反小于寸口也。

足少阳

是动则病，口苦，善太息，心胁痛，不能转侧，甚则面微有尘，体无膏泽，足外反热，是为阳厥。是主骨。

所生病者，头角④颔痛，目锐眦痛，缺盆中肿痛，腋

---

① 疸：原作"疸"，据《灵枢·经脉》改。
② 动：原作"病"，据《灵枢·经脉》改。
③ 痛：此下《灵枢·经脉》有"颊痛"。
④ 角：《灵枢·经脉》作"痛"。

下肿，马刀侠瘿，汗出振寒，疟，胸、胁、肋、髀、膝外至胫、绝骨、外踝前及诸节皆痛，小指次指不用。

盛者，人迎大一倍于寸口；虚者，人迎反小于寸口也。

足厥阴

是动则病，腰痛不可以俯仰，丈夫㿉疝①，妇人小腹肿，甚则嗌干，面尘，脱色。是主肝。

所生病者，胸满，呕逆，飧泄，狐疝，遗溺，闭癃。

盛者，寸口大一倍于人迎；虚者，寸口反小于人迎也。

此十二经病，盛则泻之，虚则补之，热则疾之，寒则留之，陷下②则灸之，不盛不虚，以经取之。

奇经八脉病

督脉：此生病，从小腹上冲心而痛，不得前后，为冲疝。其女子不孕，癃，痔，遗溺，嗌干，脊强反折，督脉生病，治督脉。

任脉：为病，男子内结七疝，女子带下瘕聚。

阳跷脉：为病，阴缓而阳急，气并相还则为濡目，气不荣则目不合。

阴跷脉：为病，令人阳缓而阴急。

冲脉：为病，令人逆气里急。

阳维脉：若不能维于阳，则溶溶不能自收持。

---

① 㿉（tuí 颓）疝：指阴囊肿大的疝病。
② 下：原脱，据《灵枢·经脉》补。

阴维脉：若不能维于阴，则怅然失志。

带脉：为病，腰腹纵容，如囊水之状。

十二经脉

帝曰：经脉者，所以决死生，处百病①，不可不通。

肺手太阴之脉，起于中焦，下络大肠，还循胃口，上膈属肺，从肺系横出腋下，下循臑内，行少阴、心主之前，下肘中，循臂内上骨下廉，入寸口，上鱼，循鱼际，出大指之端；其支者，从腕后直出次指内廉，出其端。

大肠手阳明之脉，起于大指次指之端，循指上廉，出合谷两骨之间，上入两筋之中，循臂上廉，入肘外廉，上循臑外前廉，上肩，出髃骨之前廉，出于柱骨之会上，下入缺盆，络肺下膈，属大肠；其支者，从缺盆上颈贯颊，入下齿中，还出夹口，交人中，左之右、右之左，上夹鼻孔。

胃足阳明之脉，起于鼻之交頞中，旁纳一本作约太阳之脉，下循鼻外，入上齿中，还出夹口环唇，下承浆，却循颐后下廉，出大迎，循颊车，上耳前，过客主人，循发际，至额颅；其支者，从大迎前下人迎，循喉咙，入缺盆，下膈，属胃络脾；其直行者，从缺盆下乳内廉，下夹脐，入气街中；其支者，起于胃口，下循腹里，下至气街中而合。以下髀关，抵伏兔，下膝膑中，下循胻外廉，下足跗，入中指内②间；其支者，下廉三寸而别，下入中指

---

① 处百病：此下《灵枢·经脉》有"调虚实"。

② 内：原作"外"，据《灵枢·经脉》改。

外间；其支者，别跗上，入大指间，出其端。

脾足太阴之脉，起于大指之端，循指内侧白肉际，过核骨后，上内踝前廉，上腨内，循胫骨后，交出厥阴之前，上膝股内前廉，入腹，属脾络胃，上膈，夹咽，连舌本，散舌下；其支者，复从胃，别上膈，注心中。

心手少阴之脉，起于心中，出属心系，下膈，络小肠；其支者，从心系上夹咽，系目系；其直者，复从心系却上肺，下出腋下，下循臑内后廉，行太阴、心主之后，下肘内，循臂内后廉，抵掌后兑骨之端，入掌内后廉，循小指之内，出其端。

小肠手太阳之脉，起于小指之端，循手外侧上腕，出踝中，直上循臂骨下廉，出肘内侧两筋之间，上循臑外后廉，出肩解，绕肩胛，交肩上，入缺盆，络心，循咽，下膈，抵胃，属小肠；其支者，从缺盆循颈上颊，至目锐眦，却入耳中；其支者，别颊上𬼘①抵鼻，至目内眦，斜络于颧。

膀胱足太阳之脉，起于目内眦，上额交巅；其支者，从巅至耳上角；其直者，从巅入络脑，还出别下项，循肩膊内，夹脊抵腰中，入循膂，络肾属膀胱；其支者，从腰中下夹脊，贯臀入腘中；其支者，从膊内左右别下贯胛，夹脊内，过髀枢，循髀外，从后廉下合腘中。以下贯腨内，出外踝之后，循京骨，至小指外侧。

肾足少阴之脉，起于小指之下，斜走足心，出于然谷

---

① 𬼘（zhuō 拙）：颧骨，《医宗金鉴》注："目下之眶骨。"

之下，循内踝之后，别入跟中，以上腨内，出腘内廉，上股内后廉，贯脊属肾络膀胱；其直者，从肾上贯肝膈，入肺中，循喉咙，夹舌本；其支者，从肺出络心，注胸中。

心主手厥阴心包络之脉，起于胸中，出属心包络，下膈，历络三焦；其支者，循胸中出胁，下腋三寸，上抵腋下，循臑内，行太阴、少阴之间，入肘中，下臂，行两筋之间，入掌中，循中①指出其端；其支者，别掌中，循小指次指出其端。

三焦手少阳之脉，起于小指次指之端，上出两指之间，循手表腕，出臂外两骨之间，上贯肘，循臑外，上肩，而交出足少阳之后，入缺盆，布膻中，散络心包，下膈，循属三焦；其支者，从膻中上出缺盆，上项，系耳后，直②上出耳上角，以屈下颊至𩑋；其支者，从耳后入耳中，出走耳前，过客主人，前交颊，至目锐眦。

胆足少阳之脉，起于目锐眦，上抵头角，下耳后，循颈，行手少阳之前，至肩上，交出手少阳之后，入缺盆；其支者，从耳后入耳中，出走耳前，至目锐眦后；其支者，别锐眦，下大③迎，合于手少阳，抵于𩑋，下加颊车，下颈，合缺盆。以下胸中，贯膈络肝属胆，循胁里，出气街，绕毛际，横入髀厌中；其直者，从缺盆下腋，循胸过季胁，下合髀厌中。以下循髀阳，出膝外廉，下外辅骨之前，直下抵绝骨之端，下出外踝之前，循足跗上，入小指

---

① 中：原作"出"，据《灵枢·经脉》改。

② 直：原在直前有"入"，据《灵枢·经脉》删。

③ 大：原作"人"，据《灵枢·经脉》改。

次指之间；其支者，别跗上，入大指之间，循大指歧骨内出其端，还贯爪甲，出三毛。

肝足厥阴之脉，起于大指聚毛之际，上循足跗上廉，去内踝一寸，上踝八寸，交出太阴之后，上腘内廉，循股阴，入毛中，过阴器，抵小腹，夹胃，属肝络胆，上贯膈，布胁肋，循喉咙之后，上入颃颡，连目系，上出额，与督脉会于巅；其支者，从目系，下颊里，环唇内；其支者，复从肝别贯膈，上注肺。

奇经八脉

督脉者，起于小腹，以下骨中央，女子入系廷孔，其孔，溺孔之端也。其络循阴器合篡间，绕篡后，别绕臀，至少阴与巨阳中络者合少阴，上股内后廉，贯脊属肾；与太阳起于目内眦，上额交巅上入络脑，还出别下项，循肩膊内，夹脊抵腰中，入循膂，络肾。其男子循茎下至篡，与女子等。其小腹直上者，贯脐中央，上贯心，入喉，上颐，环唇，上系两目之下中央。

督脉起于下极之俞，并于脊里，上至风府，入脑，上巅，循额至鼻柱，属阳脉之海也。

任脉与冲脉，皆起于胞中，循脊里，为经络之海。其浮而外者，循腹右，上行会于咽喉，别而络唇口。血气盛则肌肉热，血独盛则渗灌皮肤，生毫毛。妇人有余于气，不足于血，以其月事数下，任冲并伤故也。任冲之交脉不荣于唇口，故髭须不生。任脉者，起于中极之下，以上毛际，循腹里，上关元，至喉咙，属阴脉之海也。

冲脉与任脉，皆起胞中，上循脊里，为经络之海。其浮于外者，循腹上行，会于咽喉，别而络唇口。又冲脉起于气冲，并足少阴之经，夹脐上行，会于咽喉，至胸而散。

阳跷脉起于跟中，循外踝上行，入风池。两足跷脉本太阳之别，合于太阳，男子数其阳，女子数其阴，当数者为经，不当数者为络也。

阴跷脉起于跟中，循内踝上行至喉咙，交贯冲脉。跷脉，少阴之别，起于然骨之后，上内踝①之上，直上循阴股，入阴，上循胸里，入缺盆，上出人迎之前，入頄②属目内眦，合于太阳。男子以之为经，女子以之为络，阴跷之郄在交信。

阳维脉，维于阳，起于诸阳之会，与阴维皆维络于身。其脉气所发，别于金门，以阳交为郄，与手足太阳及跷脉会于臑俞，与手足少阳会于天髎，又会于肩井；其在头也，又与足少阳会于阳白，上于本神及临泣，上至正营，循于脑空，下至风池；其与督脉会，则在风府及哑门。

阴维脉，维于阴，其脉起于诸阴之交。阴维之郄，名曰筑宾；与足太阴会于腹哀、大横；又与足太阴、厥阴会于府舍、期门；又与任脉会于天突、廉泉。

带脉者，起于季胁，围身一周。其脉气所发，在季胁

---

① 踝：原作"跟"，据《灵枢·脉度》改。
② 頄（qiú 求）：颧骨，泛指面颊。

下一寸八分，正名带脉，以其围身一周如带也；又与足少阳会于维道。

十五络脉

手太阴之别，名曰列缺，起于腕上分间，并太阴之经，直入掌中，散入于鱼际。其病，实则手锐掌热，虚则欠㰦①，小便遗数，取之去腕半寸，别走阳明也。

手少阴之别，名曰通里，去腕一寸半，别而上行，循经入于心中②，系舌本，属目系。实则支膈，虚则不能言，取之掌后一寸，别走太阳也。

手心主之别，名曰内关，去腕二寸，出于两筋之间，循经以上系于心包，络心系。实则心痛，虚则头强，取之两筋间也。

手太阳之别，名曰支正，上腕五寸，内注少阴；其别者，上走肘，络肩髃。实则节弛肘废，虚则生肬，小者如指痂疥，取之所别也。

手阳明之别③，名曰偏历，去腕三寸，别入太阴；其别者，上循臂，乘肩髃，上曲颊偏齿；其别者入耳，合于宗脉。实则龋、聋，虚则齿寒、痹隔，取之所别也。

手少阳之别，名曰外关，去腕二寸，外绕臂，注胸中，合心主。病实则肘挛，虚则不收，取之所别也。

足太阳之别，名曰飞扬，去踝七寸，别走少阴。实则

---

① 㰦（qù 去）：同"呿"，张口貌。
② 中：原脱，据《灵枢·经脉》补。
③ 别：原作"络"，据《灵枢·经脉》改。

衄窒、头背痛，虚则鼽衄，取之所别也。

足少阳之别，名曰光明，去踝五寸，别走厥阴，下络足跗。实则厥，虚则痿躄，坐不能起，取之所别也。

足阳明之别，名曰丰隆，去踝八寸，别走太阴；其别者，循胫骨外廉，上络头项，合诸经之气，下络喉咽。其病气逆，则喉痹瘁暗，实则狂癫，虚则足不收，胫枯，取之所别也。

足太阴之别，名曰公孙，去本节之后一寸，别走阳明；其别者，入络肠胃。厥气上逆则霍乱，实则肠中切痛，虚则鼓胀，取之所别也。

足少阴之别，名曰大钟，当踝后绕跟，别走太阳；其别者，并经上走于心包，下外贯腰脊。其病，气逆则烦闷，实则闭癃，虚则腰痛，取之所别也。

足厥阴之别，名曰蠡沟，去内踝五寸，别走少阳；其别者，径胫上睾，结于茎。其病，气逆则睾肿、卒疝，实则挺长，虚则暴痒，取之所别也。

任脉之别，名曰尾翳，下鸠尾，散于腹。实则腹皮痛，虚则痒搔，取之所别也。

督脉之别，名曰长强，夹脊上项，散头上，下当肩胛左右，别走太阳，入贯膂。实则脊强，虚则头重、高摇之，夹脊之有过者，取之所别也。

脾之大络，名曰大包，出渊液下三寸，布胸胁。实则身尽痛，虚则百节尽皆纵，此脉若罗络之血者，皆取之脾大络也。

凡此十五络者，实则必见，虚则必下，视之不见，求之上下，人经不同，络脉异所别也。

十二经筋

足太阳之筋，起于足小指，上结于踝，斜上结于膝；其下循足外踝，结于踵，上循跟，结于腘；其别者，结于踹外，上腘中内廉，与腘中并，上结于臀，上夹脊上项；其支者，别入结于舌本；其直者，结于枕骨，上头下颜，结于鼻；其支者，为目上①纲，下结于頄；其支者，从腋后外廉结于肩髃；其支者，入腋下，上出缺盆，上结于完骨；其支者，出缺盆，邪②上出于頄。其病，小指支，跟踵痛，腘挛，脊反折，项筋急，肩不举，腋支，缺盆纽痛，不可左右摇。治在燔针劫刺，以知为数，以痛为输。

足少阳之筋，起于小指次指，上结外踝，上循胫外廉，结于膝外廉；其支者，别起外辅骨，上走髀，前者结于伏兔之上，后者结于尻；其直者，上乘䏚季胁，上走腋前廉，系于膺乳，结于缺盆；直者，上出腋，贯缺盆，出太阳之前，循耳后，上额角，交巅上，下走颔，上结于頄；支者，结于目眦，为外维。其病，小指次指支转筋，引膝外转筋，膝不可屈伸，腘筋急，前引髀，后引尻，即上乘䏚，季胁痛，上引缺盆、膺乳、颈，维筋急，从左之右，右目不开，上过右角，并跷脉而行，左络于右。故伤左角，右足不用，命曰维筋相交。治在燔针劫刺，以知为数，以痛为输。

---

① 上：原作"上上"，据《灵枢·经筋》改。
② 邪：同"斜"。

足阳明之筋，起于中三指，结于跗上，邪外上加于辅骨①，上结于膝外廉，直上结于髀枢，上循胁，属脊；其直者，上循骭，结于膝；其支者，结于外辅骨，合少阳；其直者，上循伏兔，上结于髀，聚于阴器，上腹而布，至缺盆而结，上颈，上夹口，合于頄，下结于鼻，上合于太阳，太阳为目上纲，阳明为目下纲；其支者，从颊结于耳前。其病，足中指支，胫转筋，脚跳坚，伏兔转筋，髀前肿，㿉疝，腹筋急，引缺盆及颊，卒口僻，急者目不合，热则筋纵，目不开；颊筋有寒，则急引颊移口；有热则筋弛，纵缓不胜收，故僻。治之，以马膏，膏其急者；以白酒和桂以涂其缓者；以桑钩钩之，即以生桑灰，置之坎中，高下以坐等；以膏熨急颊，且饮美酒，啖美炙肉；不饮酒者，自强也，为之三拊而已。治在燔针劫刺，以知为数，以痛为输。

足太阴之筋，起于大指之端内侧，上结于内踝；其直者，络于膝内辅骨，上循阴股，结于髀，聚于阴器，上腹，结于脐，循腹里，结于肋，散于胸中；其内者，著于脊。其病，足大指支，内踝痛，转筋痛，膝内辅骨痛，阴股引髀而痛，阴器纽痛，下引脐、两胁痛，引膺中、脊内痛。治在燔针劫刺，以知为数，以痛为输。

足少阴之筋，起于小指之下，并足太阴之筋，斜走内踝之下，结于踵，与太阳之筋合而上结于内辅之下，并太阴之筋而上循阴股，结于阴器，循脊内，夹膂，上至项，

---

① 辅骨：原作"转骨"，据《灵枢·经筋》改。

结于枕骨，与足太阳之筋合。其病，足下转筋，及所过而结者皆痛及转筋。病在此者，主痫瘛及痉，在外者不能俯，在内者不能仰。故阳病者，腰反折不能俯；阴病者，不能仰。治在燔针劫刺，以知为数，以痛为输。

足厥阴之筋，起于大指之上，上结于内踝之前，上循胫，上结内辅之下，上循阴股，结于阴器，络诸筋。其病，足大指支，内踝之前痛，内辅痛，阴股痛转筋，阴器不用，伤于内则不起，伤于寒则阴缩入，伤于热则纵挺不收。治在行水清阴气。其病，转筋者。治在燔针劫刺，以知为数，以痛为输。

手太阳之筋，起于小指之上，结于腕，上循臂内廉，结于肘内锐骨之后，弹之应小指之上，入结于腋下；其支者，后走腋后廉，上绕肩胛，循颈，出走太阳之前，结于耳后完骨①；其支者，入耳中；直者，出耳上，下结于颔，上属目外眦。其病，小指支，肘内锐骨后廉痛，循臂阴入腋下②，腋下痛，腋后廉痛，绕肩胛引颈痛，应耳中鸣，痛引颔，目瞑，良久乃得视，颈筋急则为筋瘘③，颈肿，寒热。在颈上④者，治在燔针劫刺之，以知为数，以痛为输。其为肿者，复而锐之。本支者，上曲⑤牙，循耳前，属目外眦，上颔，结于角。其痛，当所过者支转筋。治在

---

① 其支者……完骨：此26字原脱，乐善堂本有，据《灵枢·经筋》补。

② 腋下：原此后有"痛"字，据《灵枢·经筋》删。

③ 瘘：《灵枢·经筋》作"瘘"。

④ 上：《灵枢·经筋》无此字。

⑤ 曲：原作"抽"，据《灵枢·经筋》改。

燔针劫刺，以知为数，以痛为输。

手少阳之筋，起于小指次指之端，结于腕，上循臂，结于肘，上绕臑外廉，上肩走颈，合手太阳；其支者，当曲颊入系舌本；其支者，上曲牙，循耳前，属目外眦，上乘颔，结于角。其病，当所过者即支转筋，舌卷。治在燔针劫刺，以知为数，以痛为输。

手阳明之筋，起于大指次指之端，结于腕，上循臂，上结于肘外，上臑结于髃；其支者，绕肩胛，夹脊；直者，从肩髃上颈；其支者，上颊，结于顺；直者，上出手太阳之前，上左角，络头，下右颔。其病，当所过者支痛及转筋，肩不举，颈不可左右视。治在燔针劫刺，以知为数，以痛为输。

手太阴①之筋，起于大指之上，循指上行，结于鱼后，行寸口外侧，上循臂，结肘中，上臑内廉，入腋下，出缺盆，结肩前髃，上结缺盆，下结胸里，散贯贲，合贲下，抵季胁。其病，当所过者支转筋痛，甚成息贲，胁急吐血。治在燔针劫刺，以知为数，以痛为输。

手心主之筋，起于中指，与太阴之筋并行，结于肘内廉，上臂阴，结腋下，下散前后，夹胁；其支者，入腋散胸中，结于臂。其病，当所过者支转筋，前及胸痛息贲。治在燔针劫刺，以知为数，以痛为输。

手少阴之筋，起于小指之内侧，结于锐骨，上结肘内廉，上入腋，交太阴，夹乳里，结于胸中，循臂，下系于

① 阴：原作"阳"，据《灵枢·经筋》改。

脐。其病，内急，心承伏梁，下为肘纲。其病，当所过者支转筋，筋痛。治在燔针劫刺，以知为数，以痛为输。其成伏梁唾脓血者，死不治。经筋之病，寒则反折、筋急，热则筋弛纵不收，阴痿不用。阳急则反折，阴急则俯不伸。焠刺者，刺寒急也；热则筋缓不收，无用燔针。

足之阳明，手之太阳，筋急则口目为㖞，眦急不能卒视，治皆如上方也。

空 穴

脏俞五十穴，腑俞七十二穴，热俞五十九穴，水俞五十七穴。头上五行，行五，五五二十五穴。中䏖①两傍各五，凡十穴。大椎上两傍各一，凡二穴。目瞳子浮白二穴，两髀厌分中二穴，犊鼻二穴，耳中多所闻②二穴，眉本二穴，完骨二穴，项中央一穴，枕骨二穴，上关二穴，大迎二穴，下关二穴，天柱二穴，巨虚上下廉四穴，曲牙二穴，天突一穴，天府二穴，天牖二穴，扶突二穴，天窗二穴，肩解二穴，关元一穴，委阳二穴，肩贞二穴，哑门一穴，脐一穴，胸俞十二穴，背俞二穴，膺俞十二穴，分肉二穴，踝上横二穴，阴阳跷四穴。水俞在诸分，热俞在气分③，寒俞④在两骸厌中二穴，大禁二十五，在天府下五寸，凡三百六十五穴，针之所由行也。

足太阳脉气所发者七十八穴：两眉头各一，入发际至

---

① 䏖：同"脊"。
② 闻：原作"开"，据《素问·气穴论》改。
③ 气分：《素问·气穴论》作"气穴"。
④ 寒俞：《素问·气穴论》作"寒热俞"。

顶三寸半傍五，相去三寸，其浮气在皮中者凡五行，行五，五五二十五。项中大筋两傍各一，风府两傍各一，夹背以下至尻尾二十一节，十五间各一，五脏之俞各五，六腑之俞各六，委中以下至足小指傍各六俞。

足少阳脉气所发者凡六十二穴：两角上各二，直目上发际内各五，耳前角上各一，耳前角下各一，锐发下各一，客主人各一，耳后陷中各一，下关各一，耳下牙车之后各一，缺盆各一，腋下三寸、胁下至胠八间各一，髀枢中傍①各一，膝以下至小指次指各六俞。

足阳明脉气所发凡六十八穴：额颅发际傍各三，面鼽骨空各一，大迎之骨空各一，人迎各一，缺盆外骨空各一，膺中骨间各一，夹鸠尾之外、当乳下三寸夹胃脘各五，夹脐广三寸各三，下脐二寸夹之各三，气冲②动脉各一，伏兔上各一，三里以下至足中指各八俞，分之所在穴空。

手太阳之脉气所发者三十六穴：目内眦各一，目外眦各一，鼽骨下各一，耳廓上各一，耳中各一，巨骨穴各一，曲腋上骨穴各一，柱骨上陷者各一，上天窗四寸各一，肩解各一，肩解下三寸各一，肘以下至手小指本各六俞。

手阳明脉气所发者二十二穴：鼻空外廉、项上各二，大迎、骨空各一，柱骨之会各一，髃骨之会各一，肘以下

---

① 傍：原脱，据《素问·气府论》补。
② 气冲：《素问·气府论》作"气街"。

至手大指次指本各六俞。

手少阳脉气所发三十二穴：瞶骨下各一，眉后各一，角上各一，下完骨后各一，项中足太阳之前各一，夹扶突各一，肩贞各一，肩贞下三寸分间各一①，肘以下至手小指次指本各六俞。

督脉气所发者二十八穴：项中央二，发际后中八，面中三，大椎以下至尻尾及傍十五穴，至骶下凡二十一节，脊椎法也。

任脉之气所发者二十八穴：喉中央二，膺中骨陷中各一，鸠尾下三寸、胃脘五寸、胃脘以下至横骨六寸半一，腹脉法也，下阴别一，目下各一，下唇一，龈交一。

冲脉气所发者二十二穴：夹鸠尾外各半寸、至脐寸一；夹脐下傍各五分至横骨寸一。腹脉法也。

足少阴舌下、厥阴毛中急脉各一，手少阴各一，阴阳跻各一，手足诸鱼际脉气所发者，凡三百六十五穴也。

水俞五十七穴，尻上五行，行五，伏兔上两行行②五，左右各一行，行五，踝上各一行，行六穴。

十二经井荥俞原经合

帝曰：凡刺之道，必通十二经络之所终③始，络脉之所别处，五俞之所留，六腑之所与合，四时之所出入，五脏之所溜处，阔数之度，浅深之状，高下所至，愿闻其

---

① 肩贞各一……各一：此13字原脱，据《素问·气府论》补。

② 行：原脱，据《素问·气府论》补。

③ 终：原作"络"，据《灵枢·本输》改。

解。岐伯曰：请言其次也。

肺出于少商，少商者，手大指端内侧也，为井木；溜于鱼际，鱼际者，手鱼也，为荥；注于太渊，太渊，鱼后一寸陷者中也，为俞；行于经渠，经渠，寸口中也，动而不居，为经；入于尺泽，尺泽，肘中之动脉也，为合。手太阴经也。

心出于中冲，中冲，手中指之端也，为井木；溜于劳宫，劳宫，掌中中指本节之间也，为荥；注于大陵，大陵，掌后两骨之间方下者也，为俞；行于间使，间使之道，两筋之间，三寸中也，有过则至，无过则止，为经；入于曲泽，曲泽，肘内廉下陷者之中也，屈而得之，为合。手少阴也。

肝出于大敦，大敦者，足大指之端，及三毛之中也，为井木；溜于行间，行间者，足大指间也，为荥；注于太冲，太冲，行间上二寸陷者之中也，为俞；行于中封，中封，内踝之前一寸半，陷者之中，使逆则宛，使和则通，摇足而得之，为经；入于曲泉，曲泉，辅骨之下，大筋之上也，屈膝而得之，为合。足厥阴也。

脾出于隐白，隐白者，足大指之端内侧也，为井木；溜于大都，大都，本节之后下陷者之中也，为荥；注于太白，太白，腕骨之端也，为俞；行于商丘，商丘，内踝之下，陷者之中也，为经；入于阴之陵泉，阴之陵泉，辅骨之下，陷者之中也，伸而得之，为合。足太阴也。

肾出于涌泉，涌泉者，足心也，为井木；溜于然谷，然谷，然骨之下者也，为荥；注于太溪，太溪，内踝之后，跟骨之上，陷中者也，为俞；行于复溜，复溜，上内踝二寸，动而不休，为经；入于阴谷，阴谷，辅骨之后，大筋之下，小筋之上也，按之应手，屈膝而得之，为合。足少阴之经也。

膀胱出于至阴，至阴者，足小指之端也，为井金；溜于通谷，通谷，本节之前外侧也，为荥；注于束骨，束骨，本节之后陷者中也，为俞；过于京骨，京骨，足外侧大骨之下，为原；行于昆仑，昆仑，在外踝之后，跟骨之上，为经；入于委中，委中，腘中央，为合，委而取之。足太阳也。

胆出于窍阴，窍阴者，足小指次指之端也，为井金；溜于侠溪，侠溪，足小指次指之间也，为荥；注于临泣，临泣，上行一寸半陷者中也，为俞；过于丘墟，丘墟，外踝之前下陷中也，为原；行于阳辅，阳辅，外踝之上，辅骨之前，及绝骨之端也，为经；入于阳之陵泉，阳之陵泉在膝外陷者中，为合，伸而得之。足少阳也。

胃出于厉兑，厉兑者，足大指内次指之端也，为井金，溜于内庭，内庭，次指外间也，为荥；注于陷谷，陷谷者，上中指内间，上行二寸陷者中也，为俞；过于冲阳，冲阳，足跗上五寸陷者中也，为原，摇足而得之；行于解溪，解溪，上冲阳一寸半陷者中也，为经；入于下陵，下陵，膝下三寸，胻骨外三里也，为合；复下三里三寸为巨虚上廉，复下上廉三寸，为巨虚下廉也，大肠属上，小肠属下。足阳明胃脉也。大肠小肠皆属于胃，是足阳明也。

三焦者，上合手少阳，出于关冲，关冲者，手小指次指之端也，为井金；溜于液门，液门，小指次指之间也，为荥；注于中渚，中渚，本节之后陷中者也，为俞；过于阳池，阳池，在腕上陷者之中也，为原；行于支沟，支沟，上腕三寸，两骨之间陷者中①也，为经；入于天井，天井，在肘外大骨之上陷者中也，为合，屈肘乃得之。

手太阳小肠者，上合于太阳，出于少泽，少泽，小指之端也，为井金；溜于前谷，前谷，在手外廉本节前陷者中也，为荥；注于后溪，后溪者，在手外侧本节之后也，为俞；过于腕骨，腕骨，在手外侧腕骨之前，为原；行于阳谷，阳谷，在锐骨之下陷者中也，为经；入于小海，小海在肘内大骨之外，去端半寸陷者中也，伸臂而得之，为合。手太阳经也。

大肠上合手阳明，出于商阳，商阳，大指次指之端也，为井金；溜于本节之前二间，为荥；注于本节之后三间，为俞；过于合谷，合谷在大指歧骨之间，为原；行于阳溪，阳溪，在两筋间陷者中也，为经；入于曲池，在肘外辅骨陷者中，屈臂而得之，为合。手阳明也。是谓五脏六腑之俞，五五二十五俞，六六三十六俞也。

同身尺寸

头之大骨围二尺六寸；胸围四尺五寸；腰围四尺二寸；发所覆者，颅至项尺二寸；发以下至颐长一尺；结喉

---

① 中：原在"中"后有"者"字，据上下文例及《灵枢·本输》删。

以下至缺盆中长四寸；缺盆以下至髑骬①长九寸，过则肺大，不满则肺小；髑骬以下至天枢长八寸，过则胃大，不及则胃小；天枢以下至横骨长六寸半，过则回肠广长，不满则狭短；横骨长六寸半；横骨上廉以下至内辅之上廉长一尺八寸；内辅之上廉以下至下廉长三寸半；内辅下廉下至内踝长一尺三寸；内踝以下至地长三寸；膝腘以下至跗属长一尺六寸；跗属以下至地长三寸。故骨围大则太过，小则不及。角以下至柱骨长一尺；行腋中不见者长四寸；腋以下至季胁长一尺二寸；季胁以下至髀枢长六寸；髀枢以下至膝中长一尺九寸；膝以下至外踝长一尺六寸；外踝以下至京骨长三寸；京骨以下至地长一寸；耳后当完骨者广九寸；耳前当耳门者广一尺三寸；两颧之间相去七寸；两乳之间广九寸半；两髀之间广六寸半；足长一尺二寸、广四寸半；肩至肘长一尺七寸；肘至腕长一尺二寸半；腕至中指本节长四寸；本节至其末长四寸半；项发以下至背骨长二寸半；膂骨以下至尾骶二十一节长三尺；上节长一寸四分分之一，奇分在下，故上七节至于膂骨九寸八分分之七。此众人骨之度也。

经脉长短

手之六阳，从手至头，长五尺，五六三丈。手之六阴，从手至胸中，三尺五寸，三六一丈八尺，五六三尺，合二丈一尺。

足之六阳，从足上至头，八尺，六八四丈八尺。足之

---

① 髑骬（héyú 合于）：胸骨下端之蔽心骨，或称鸠尾骨，即剑突。

六阴，从足至胸中，六尺五寸，六六三丈六尺，五六三尺，合三丈九尺。

跻脉从足至目，七尺五寸，二七一丈四尺，二五一尺①，合一丈五尺。

督脉、任脉四尺五寸，二四八尺，二五一尺，合九尺。凡都合十六丈二尺，此气之大经隧也。

---

① 尺：乐善堂本作"丈"。

校注后记

《针灸节要》，又名《针灸素难节要》，明代高武纂集，首刊于嘉靖十六年（1537）。

《针灸节要》在国内流传不广，明清两代均不见重刊。明嘉靖年间，日本人曲直濑道三（1507—1595）曾引进当时的中国医学，著有日本首部针灸专书——《针灸集要》，书中引用了《针灸节要》《针灸聚英》等文献。1655年《针灸节要》和刻初本出现。江户时期（1603—1867），冈本一抱子重订《针灸节要》，名为《针灸要旨》，后又称为《针灸素难要旨》或《素难要旨》，其仅于各篇目前加序号，以便检索，并补正了原本中个别错字、缺文。清末，日本人岸田吟香（1833—1905）在上海开设乐善堂，根据1753年的和刻本《针灸素难要旨》于1887年前后重刊。

一、版本情况

《针灸节要》目前的版本主要有两个系列，即高武原本和日本冈本一抱子重订本。

1. 高武原本，名为《针灸节要》。现存版本：明嘉靖十六年（1537）刻本，国家图书馆、清华大学图书馆、中国中医科学院图书馆、上海中医药大学图书馆有存；日本宽永十七年庚辰（1640）刻本，北京大学图书馆有存；日本正保二年乙酉（1645）武村市兵卫刻本，北京大学图书馆有存。

2. 冈本一抱子重订本，名《针灸素难要旨》。现存各版本：日本宝历三年（1753）大阪弘昭轩书林刻本，1887年上海乐善堂购得原版重印，即乐善堂重印本，国家图书馆、南京图书馆等有存；1931年上海中医书局据日刻本影印，国家图书馆、中国中医科学院图书馆等有存；1938年上海大东书局铅印本，长春中医药大学图书馆有存。

本次整理，以明嘉靖十六年《针灸节要》初刻本为底本。

二、内容介绍

高武认为，《内经》《难经》典籍的问世，为针灸理论奠定了基础，大大促进了针灸术的发展。但当时的针灸从业人员，普遍只重视实践、轻视理论、更加忽视经典，即使阅读，亦仅以《玉龙歌》《金针赋》《标幽赋》等歌赋而已。他认为"医书最古而可信者，莫如《素》《难》，于针灸之诀又独详焉。盖原人之经络、血脉、阴阳、表里以起百病之本；而针、石、汤、火各有所宜，施其齐之，得也"。基于这样的认识，高武纂集了《针灸节要》，除对经文进行收集、整理和注释外，还对各部分内容，进行立题分类，突出了各部分内容之间的逻辑关系。在编撰体例上，"各以类相从，不拘旧经篇次"，在章节方面，是"或录其全篇，或摘其一节，而类聚之"。因此，高武在编《针灸节要》时，有自己独特的考量和设计。虽然文章内容并非高武原创，但是在内容选择、编次，以及篇章结构等方面，体现了高武对针灸学术体系的界定和内涵的认识。

冈本一抱子重订《针灸节要》为《针灸素难要旨》，并没有改变高武原著的结构和内容，仅于各篇目前加上序号，并订正了原本中个别错字、缺文。因此，从本质上说，《针灸素难要旨》是《针灸节要》的校订本。

从内涵上说，《针灸节要》体现了高武对针灸经典理论的深度思考，与《针灸聚英》比较，《针灸节要》的理论性更强，文字上又与《内经》《难经》相重，是关于针灸经典理论的专著。对于当代正确认识和界定针灸学科学术体系和内涵、正确传承针灸学术和改进针灸教育教学、提高针灸临床的理论指导和疗效，都是极具启发性的。

《针灸节要》主要摘录有关针灸经典理论的内容。卷首为"九针式"图；卷之一为《难经》节要，包括"补泻针法"等18篇；卷之二为《灵枢》《素问》节要，包括"用针方宜"等47篇与针刺操作有关文章，和"热病"等48篇各病症针刺治疗，以及"艾灸方宜"等8篇以艾灸为主题的文章；卷之三主要包括讨论"经脉""腧穴"等10篇文章。

三、学术价值

《针灸节要》对《难经》《内经》的针灸文献进行了选择性摘录，并且又按照一定的逻辑关系，分别对《难经》和《内经》的文字进行了重新编排。体现了高武对针灸学术体系构架的思考。其中，以下几点值得重视。

1. 以"九针"和"操作"为针灸学术的起点

无论是《难经》节要还是《灵》《素》节要，高武都选择以"九针"和"操作"为针灸学术的起点，即从针刺操作开始切入，系统介绍刺灸操作、疾病治疗和经脉、腧穴等。从刺灸操作切入，是古代针灸教育的主要门径，无论是师承教育还是清代太医院的针灸课程，都以此为主要教学模式。

针灸学习的门径，一般来说，有三种：一是从针刺操作始，如《灵枢》《针灸节要》《医宗金鉴·刺灸心法要诀》等；二从腧穴定位主治始，如《针灸资生经》等；现代针灸学科体系构建时，梅健寒老师等从针灸学科学术的角度，以经脉理论为针灸入门的门径，此后高等中医院校各版《针灸学》教材从之。当代有学者比较三者之间优势与不足，提出学习针灸当从刺灸操作开始。

2. 恰当处理"针刺操作"与"补泻针法"的关系

就针灸临床来说，各种刺法操作是处理不同病症的不二法门，对于临床疗效而言，针刺操作的重要性是无容置疑的。而"补泻针法"又是比较特殊的部分，受到历代医家的关注。高武在卷之一《难经》节要中，有4篇关于针法，且都是"补泻针法"；而在卷之二《灵》《素》节要中，共有37篇各种刺法，另有6篇是关于《内经》"补遗篇刺法"。值得注意的是，高武将《内经》中各种补泻针法，汇集在卷之二第16篇"补泻"一文中，集中表述。高武这种浓墨于各种操作方法、淡化补泻操作的学术安排，与他"凡用针补泻，自有所宜，初不必以是相拘"的学术观点相一致。而当代针灸学教材，一方面强调针刺补泻手法，并列举了一些重要补泻手法，如提插补泻、捻转补泻、疾徐补泻、开阖补泻、迎随补泻、呼吸补泻等，另一方面，对这些补泻手法的客观依据、临床适用范围等，尚缺少清晰的阐述。

3. 重视十二经脉病候

十二经脉理论是经络理论的主体内容，其中经脉循行与经脉病候，是其两大核心内涵。高武在《难经》节要中，依次记述了"经脉流注""奇经八脉""十五络脉""奇经病"，而在《灵》《素》节要中，依次记述了"十二经病刺""奇经八脉病""十二经脉""奇经八脉""十五络脉""十二经筋"。高武首先突出和强调了十二经脉病候，然后记述经脉循行的分布，这种学术逻辑，体现了对十二经脉病候的重视，注重经脉理论的临床价值取向。经络理论与临床实际的紧密结合，是其存在的实践基础和理论价值所在，而其中经脉病候可能是"晶核"。

高武对针灸经典理论的认识和阐释，是其对《内经》《难经》等经典著作独特认识和思考的结果，尚有许多值得探索的空间和余地，尤其还需要与《针灸聚英》的临床经验相互为用。随着对《针灸节要》针灸学术体系认识的深入，这种思考的脉络也必将越来越清晰。

总 书 目

I

本　草

淑景堂改订注释寒热温平药性赋